Susanne Sada Rothacker

Das Ziel bist du

Einblicke in das Therapeutische Bogenschießen

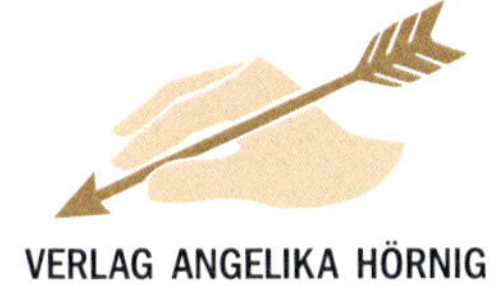

VERLAG ANGELIKA HÖRNIG

Inhalt

Susanne Sada Rothacker

Das Ziel bist du

Einblicke in das Therapeutische Bogenschießen

Susanne Sada Rothacker

Das Ziel bist du

Einblicke in das Therapeutische Bogenschießen

Coverillustration: Fabienne Sanke
Umschlaggestaltung: Angelika Alles-Hörnig
Satz: Susanne Haupt

5. Auflage 2025
ISBN 9783938921760

Verlag Angelika Hörnig
Lina-Staab-Weg 4
67071 Ludwigshafen
office@bogenschiessen.de
www.bogenschiessen.de

KAPITEL 3
Therapeutische Arbeit mit dem Bogen

Die therapeutischen Beziehungen

KAPITEL 4 Fallbeispiele

Vorwort

Vor mehr als 15 Jahren baute ich meinen ersten eigenen Holzbogen.
Als er fertig zum Einschießen war, legte ich den Pfeil ein, spannte die Sehne, ankerte [1] – und konnte den Pfeil nicht lösen.
Dies blieb den ganzen Tag über so. Während bei den anderen Pfeil um Pfeil flog, stand ich wie paralysiert im vollen Auszug, und musste immer von neuem die Sehne zurückgleiten lassen, den Pfeil ausnocken, und es von vorne versuchen. Während ich wieder und wieder erfolglos versuchte, den Pfeil abzuschießen, und dabei eine Gefühlsachterbahn von Unverständnis, Erstaunen, Verwirrung, Ärger und Verzweiflung durchlitt, war ich zugleich gefesselt: Hier mit diesem Holzbogen in der Hand kam ich mit einem Thema in Kontakt, von dem ich hätte schwören können, dass es keines mehr für mich war: **Loslassen.** Darüber wollte und musste ich mehr erfahren.

So begann mein Bogenweg, indem ich mit dem Bogen experimentierte und rang. Ich konnte mich dabei auf bekannte und oft auf neue Art und Weise erfahren und immer mehr den Reichtum an Metaphern und Symboliken von Pfeil und Bogen entdecken. Ein Reichtum, eine Vielfalt und zugleich Eindeutigkeit, die mich bis heute fasziniert und begeistert.
Von dieser Faszination und den Möglichkeiten, den Bogen als Medium zu nutzen, handeln die folgenden Seiten.

Ich verstehe den Begriff **„therapeutisch“** vor allem in seiner Bedeutung von **„unterstützen“**, im besten Sinne **„heilen“**; als Hinweis darauf, dass es darum geht, tiefer in Kontakt mit sich zu kommen und Entwicklungsprozesse einzugehen.

[1] Ankern: das Ziehen der Sehne an einen Fixpunkt im Wangen-/Kinnbereich

Daher lag mir beim Schreiben sehr daran, all diejenigen zu erreichen, die eine Anziehung zum Bogen in sich spüren; gleich, ob sie diesen schon einmal in der Hand hatten oder nicht. Die es neugierig macht, was durch und mit ihm erfahren werden kann, weil sie dies für sich nutzen oder in ihrer Arbeit einsetzen möchten.
Mir war ein wissenschaftlich fundierter Überbau nicht wichtig, und ich habe daher eine Sprache gewählt, die weitgehend ohne Fachbegriffe auskommt, und, wenn dies doch einmal nötig war, sie in einfacher Weise erklärt. Um den Inhalt dabei gendergerecht zu gestalten, wählte ich das Gender-Sternchen.

Dafür, dass ich all dies hier beschreiben konnte, möchte ich mich bei allen meinen Klient*innen, sowie Teilnehmer*innen meiner Gruppen, Workshops und Ausbildungen im therapeutischen Bogenschießen von ganzem Herzen für ihr Vertrauen, ihre Offenheit und ihren Mut bedanken, sich immer wieder eingelassen und mit mir ihre Erfahrungen und Erkenntnisse geteilt zu haben. Ein besonderes Danke gilt denjenigen, die mir erlaubten, ihre Fotos und Berichte zu verwenden.

Ich habe hier nur über das schreiben können und wollen, was ich bisher selbst erfahren, begleitet und erkannt habe. Die nächsten Jahre werden mir bestimmt weitere Einsichten auf diesem spannenden Weg bringen.

Susanne Sada Rothacker, Oktober 2021

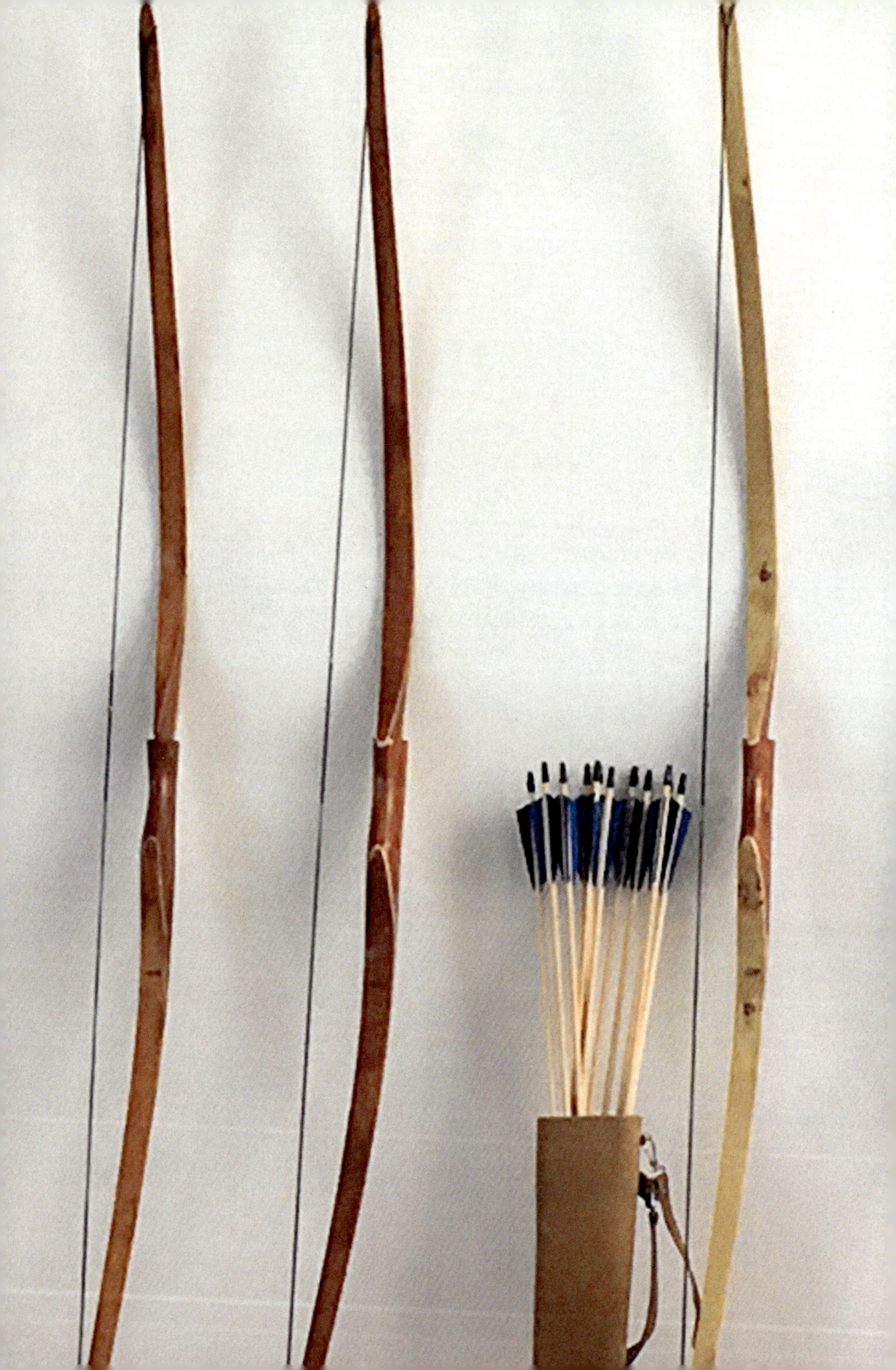

KAPITEL 1

Die Ausrüstung und ihre therapeutische Bedeutung

› Der Bogen

Braucht es einen bestimmten Bogen, um damit therapeutisch arbeiten zu können? Ich würde diese Frage weder kategorisch verneinen noch bejahen. Denn in erster Linie kommt es darauf an, um welche Erfahrungsmöglichkeiten in der Arbeit mit Pfeil und Bogen es gehen soll. Liegt z.B. die Entspannung (äußere wie auch innere) im Fokus; oder geht es mehr um wahrnehmen, zulassen und ausdrücken dessen, was ist?
So wird für das Arbeiten an Entspannung, Rhythmus, Synchronizität etc. nicht unbedingt ein Bogen benötigt, der lange im vollen Auszug gehalten werden kann. Bei einer Arbeit, die sich mehr dem Untersuchen, Experimentieren und Ausdrücken des momentan Wahrnehmbaren verschrieben hat, kann dies jedoch wichtig sein.

Neben dieser Grundsatzfrage ist auch die eigene Vorliebe entscheidend.
Da ich die ersten Schritte meines Bogenweges mit einem selbstgebauten Langbogen gegangen bin, und mich die Schlichtheit und Natürlichkeit darin sehr ansprach, habe ich diese Bogenart auch in meine therapeutische Arbeit übernommen, allerdings nicht mehr als einen reinen Holzbogen, sondern mit Glasfaser laminiert.
Der Langbogen ist „wie aus einem Guss" hergestellt, alles ist schon in und an ihm vorhanden, nichts muss noch dazu geschraubt werden. Dies könnte schon als eine erste Metapher gesehen werden: Alles, was es braucht, ist schon vorhanden, geht ineinander über und gehört untrennbar zusammen.

Wie beim Bogen, so auch beim Menschen. Und wie der Mensch ist auch dieser Bogen nicht mehr ganz ursprünglich, sondern durch die Glasfaserschicht künstlicher, aber damit auch moderner geworden, der heutigen Zeit angepasst.

Die Glasfaserschicht macht den Bogen nicht nur widerstandsfähiger gegen Wettereinflüsse und Temperaturschwankungen, sondern auch gegen einen unvorsichtigen und vielleicht raueren Umgang. Er benötigt nicht immer eine so achtsame und behutsame Behandlung wie ein reiner Holzbogen. So kann er auch einmal über Stunden hin aufgespannt stehen bleiben und muss nicht nach längerem Ruhen jedes Mal vorsichtig erwärmt und eingeschossen werden. Ein solcher Bogen gestaltet das Mit-ihm-Sein ziemlich unbedenklich. Dies hat den großen Vorteil, dass die Aufmerksamkeit, statt auf den Bogen, auf das gerichtet werden kann, was in der Begegnung mit Pfeil und Bogen und sich selbst geschieht.

Ein laminierter Bogen kann aufgrund der größeren Belastbarkeit der Glasfasern viel länger im vollen Auszug gehalten werden als ein reiner Holzbogen. Für manche Klient*innen wird dies zu einem wahren Geschenk, denn im vollen Auszug kommen sie nicht nur unmittelbar mit der aufgebauten Spannung in Kontakt, sondern auch mit ihrer eigenen Kraft. Ich werde in einem späteren Kapitel noch ausführlicher darauf eingehen, was dies für sie bedeuten kann.[2)] All diese Gründe haben mich dazu bewogen, diese Art von Bögen für meine therapeutische Arbeit zu nutzen.

Daneben gibt es auch noch den ästhetischen Aspekt, denn Bögen sollen nicht nur funktional sein, sondern auch optisch und haptisch ansprechen. Ich schreibe hier ganz bewusst nicht „schön sein", denn der Begriff der Schönheit hat ja meist auch einen sehr individuellen Aspekt. Ansprechend sein bedeutet für mich, dass mich etwas an diesem Bogen anzieht, mich in diesem Moment zu ihm hinzieht. Dies können sowohl ein Gefallen sein als auch Gefühle des Widerstreits oder eines inneren Aufbegehrens.

[2)] siehe „Auszug – das Sich-Öffnen" Seite 45

Oftmals spielen Assoziationen beim Betrachten des Bogens eine Rolle dabei, wie auf ihn reagiert wird. Manchmal sind diese für die Klient*innen nachvollziehbar, manches Mal sind sie jedoch auch überrascht von ihrer eigenen Reaktion. So griff eine Klientin stets nach Bögen mit sehr gleichmäßiger Struktur. Darauf einmal aufmerksam gemacht, antwortete sie spontan, dass jene mit einer ausgeprägten Maserung ihr einfach zu wild und für sie dadurch eher unberechenbarer seien.
Um eine möglichst große Bandbreite der Auswahl und auch der damit verbundenen Gedankenspiele bieten zu können, sind die Bögen, die ich nutze, mit unterschiedlichen Holzauflagen gearbeitet, und dadurch in einer helleren oder dunkleren Grundfarbe. Innerhalb einer bestimmten Holzsorte gibt es dann welche mit stärkerer Maserung oder mit Unregelmäßigkeiten, und solche mit einem sehr ebenmäßiges Aussehen.

Bei der Beschäftigung mit dem Bogenschießen stellt meistens die Zugstärke des Bogens einen zentralen Aspekt dar. Nicht umsonst lautet oft die erste Frage: *„Wie stark ist der denn?“* Es kann für die therapeutische Arbeit mit dem Bogenschießen durchaus interessant und wichtig sein, die Klient*innen die Zugstärke der einzelnen Bögen wissen zu lassen. So kann einmal gemeinsam genauer erforscht werden, welchen Einfluss sie bei der Wahl eines Bogens hat, und wie sie sich davon leiten lassen.

Gerade bei Menschen, die gelernt haben, dass sie nur dann angenommen und geliebt werden, wenn sie Leistung erbringen und sich anstrengen, kann das Wissen um die Stärke des Bogens dazu führen, dass sie sich eher einen starken Bogen heraussuchen, den sie sich beweisen müssen oder mit dem sie zu kämpfen haben. Denn für sie ist dies der Ausdruck, sich wirklich angestrengt zu haben und damit die Aussicht auf Anerkennung zu erhalten. Oder sie landen, falls sie den Bogen nicht ziehen können und auf einen leichteren Bogen zurückgreifen müssen, der oft als „schwächerer“ Bogen gewertet wird, unweigerlich in dem Gefühl des Versagt-Habens.
Ich selbst erwähne die Pfundzahl[3)] der einzelnen Bögen meistens nicht.

[3)] Das englische pound (ca. 454 g) ist die traditionelle Maßeinheit für das Zuggewicht der Bögen. Das Kürzel für Pfund ist lb. Ein 20-lb-Bogen hat also 9 kg Zuggewicht, bezogen auf eine Auszugslänge von meist 28 Zoll.

Zum einen, weil ich gerade den Leistungsorientierten ermöglichen möchte, sich nicht stetig überfordern zu müssen und auch einmal die Leichtigkeit des Seins erfahren zu können. Zum anderen, weil ich es oftmals bedeutsamer finde, wie die Wahl des Bogens ausfällt, wenn dieses Kriterium wegfällt, und von was sich die Klient*innen dann anziehen lassen.

Und es gibt noch einen weiteren wichtigen Gewinn, wenn das Wissen um die Zugstärke weggelassen wird. Gewohnte, oft stereotype Gedanken und Handlungsmuster funktionieren dann nicht mehr, und dies eröffnet meist erst die Möglichkeit für andere, neue und vielleicht auch überraschende Erfahrungen. Gerade in der Arbeit mit Paaren oder Gruppen entsteht so eine – möglicherweise ungewohnt – konkurrenzfreie Situation, denn das sonst so übliche Vergleichen und Messen fällt weg.
Dies kann für einzelne eine große Erleichterung bedeuten, da sie sich nun weder nach innen noch nach außen rechtfertigen müssen, warum sie „nur" diesen leichten Bogen gewählt haben, oder vielleicht als einzige einen starken.
Andererseits kann es auch Verunsicherung, Verwirrung, Enttäuschung oder gar Ärger hervorrufen, das Zuggewicht nicht zu wissen, weil damit ein Prinzip aufgehoben wird, dem zu folgen wir so sehr gewohnt sind: die Unterteilung in weniger oder mehr, richtig oder falsch, gut oder schlecht.

Wird die Zugstärke also bedeutungslos und damit das Bewerten-Können, wird nicht nur eine Orientierungshilfe weggenommen, sondern auch ein gewohntes Ordnungsmuster in Frage gestellt, wenn auch nicht explizit und geradeheraus. Zumindest bietet es keine Ankerpunkte im Außen mehr, an denen sich festgehalten werden könnte. Es muss mir als Begleitung bewusst sein, dass ich damit möglicherweise auch eine, vorerst wichtige, Sicherheitsleine kappen kann.

Neben der Zugstärke kann auch die Länge eines Bogens Bedeutung erhalten. Üblicherweise werden die Bögen auf die Körpergröße der Schütz*innen abgestimmt und reichen dabei meist von 58 Zoll (dies entspricht einer Körpergröße von 1,20–1,30 m) bis 71 Zoll, was für Personen ab 1,76 m gedacht ist. Ich benutze hauptsächlich 68- und 70-Zoll Bögen, da ich meistens mit Erwachsenen arbeite.
Jedoch habe ich auch kürzere Bögen. Diese kommen oft dann zum Einsatz, wenn sich Klient*innen in bestimmten Gefühls-Zuständen befinden, sich z.B. schwach und verletzlich fühlen, und dann einen Bogen brauchen, der ihnen dazu verhilft, diese Gefühle auch zuzulassen und auszudrücken. Diese kleinen Bögen können auch dann wichtig werden, wenn die Klient*innen mit ihrem „inneren Kind" in Kontakt kommen. Dieses kann voll ausgelassener Spielfreude, neugierig und abenteuerlustig sein, aber auch trotzig und verstockt, ängstlich und in sich verkrochen. Um damit sein zu können, braucht es neben dem wohlwollenden Da-Sein der Begleitung auch einen kindergemäßen Bogen, der sie ihr Klein-Sein sichtbar machen lässt, es unterstreicht und manchmal auch verstärkt.

Daher macht es Sinn, mehrere verschieden starke und lange Bögen zur Verfügung zu haben. Ich habe mich nach längerem Ausprobieren dazu entschlossen, mir Bögen herstellen zu lassen, die bei 15 lb beginnen und bis 36 lb gehen, da es nach meiner Erfahrung oftmals, und nicht nur zu Beginn, einen leichteren braucht als die im Handel üblichen 20-lb-Bogen.

Der Bogen nimmt in der therapeutischen Arbeit die Rolle eines Gegenübers ein, das gleichermaßen fördert und fordert. Daher sollte er „auf Augenhöhe" der Klient*innen, und weder zu schwach angesiedelt noch zu überwältigend für sie sein. Er sollte stets für Dialog und Auseinandersetzungen zur Verfügung stehen und diesen nicht ausweichen. Es sollte den Klient*innen möglich sein, einen Bogen zu finden, der ihnen das Siegen nicht allzu leicht macht, der aber in seiner Stärke auch nicht so übermächtig ist, dass ein Scheitern an ihm vorprogrammiert wäre. Einen Bogen, der es ermöglicht, mit ihm zu experimentieren und zu forschen, zu flirten und zu ringen.

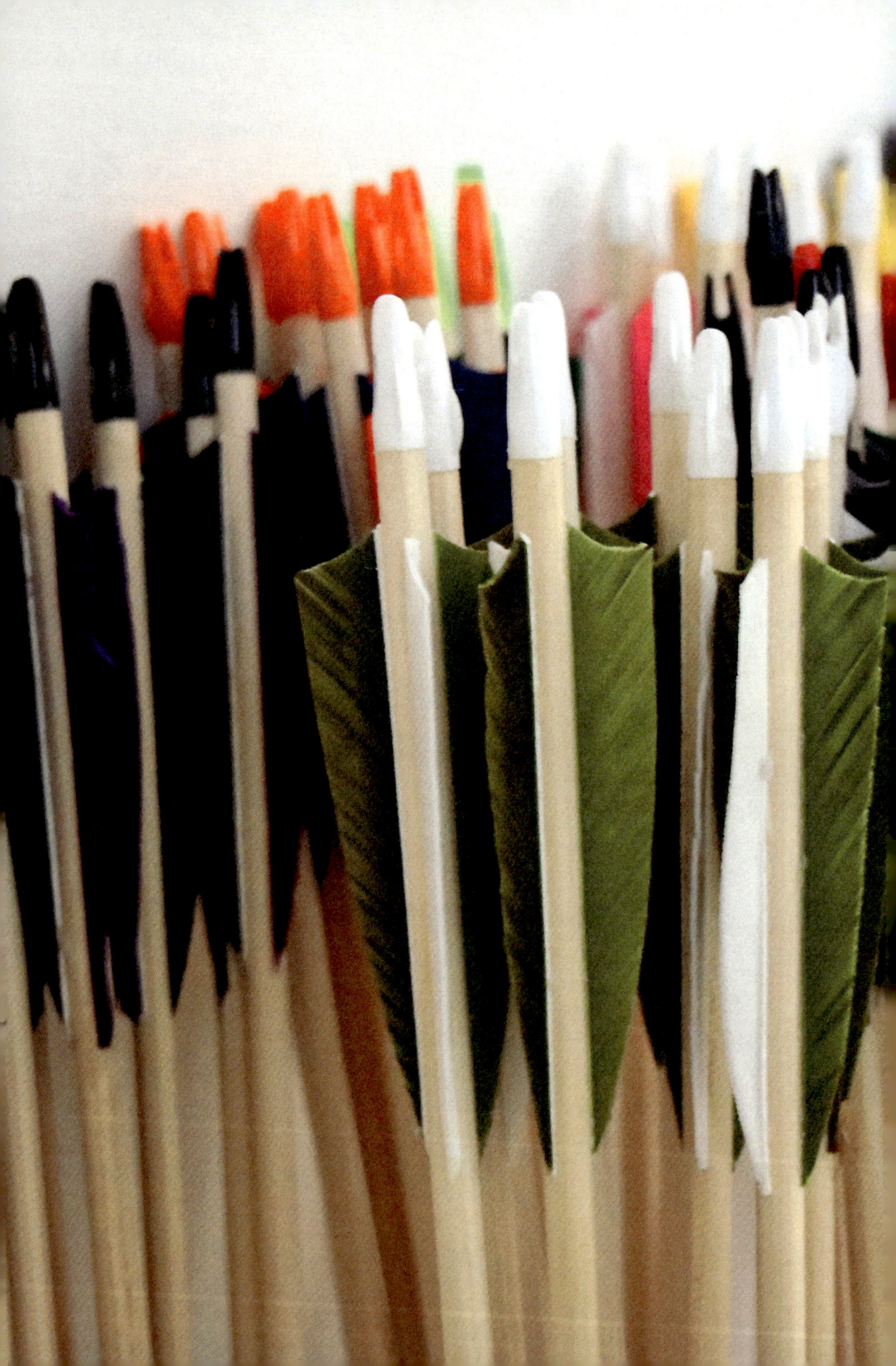

› Die Pfeile

Da meine Bögen zwar nicht mehr vollständig, aber doch zum großen Teil aus Holz sind, verwende ich auch Holzpfeile. Holz ist Natur, und daher auch deren Gesetzen unterworfen. Es reagiert und verändert sich durch äußere Einflüsse, ist lebendig.
Holzschäfte besitzen oft ihre ganz eigenen Maserungen, die auch hier von ebenmäßig bis zu flammend reichen können. Solange sie unbehandelt und nicht gebeizt oder lackiert sind, bieten sie die wunderbare Möglichkeit, verziert, bemalt oder beschrieben zu werden. Dadurch kann ihnen eine Bedeutung oder Botschaft mitgegeben werden, die sie, werden sie abgeschossen, symbolisch nach außen in die Welt tragen.

Natürlich ist es nicht immer möglich, auf diese Weise Pfeile mit einer Aussage zu versehen. Dann können die Federfarben wichtig werden. Farben rufen bestimmte Assoziationen hervor, die unterschiedlichste Facetten haben können. Sie können Ausdruck der Freude, der Stärke und des Stolzes sein, der Angst, der Trauer und des Leids, und ebenso des Widerwillens, der Abwehr oder gar des Ekels.
So steht Rot oft für das Herz mit den Aspekten von Freude, Liebe und Wärme, aber auch für Warnung, Wut oder Schmerz. Weiß wiederum kann mit der Vorstellung von Unschuld, Reinheit und Natürlichkeit verbunden werden, und ebenso mit Uneindeutigkeit oder Nebulösem.
Würde jetzt nur ein Set an Federfarben zur Verfügung stehen, könnte damit nicht allzu viel ausgedrückt werden. Um also mehr Möglichkeiten zu bieten, auch durch Farben sprechen zu können, sollte beim Bestellen oder Bauen von Pfeilen eine größere Farbpalette in Frage kommen.
Es sollte auch nicht unbedingt auf eine möglichst harmonische Farbauswahl und Zusammenstellung geachtet werden. Vielmehr kann es Sinn machen, auch bunte und auffällige Farben zu wählen; Farben, die eher düster oder langweilig erscheinen oder die selbst vielleicht nicht unbedingt verwendet würden. Je mehr also die eigene Bereitschaft besteht, über eigene Vorlieben bei den Federfarben hinauszugehen, desto größer wird damit die Bandbreite von Assoziations- und Bedeutungsmöglichkeiten für die Klient*innen.

Das Durchsehen der eigenen vorhandenen Pfeile kann also die Frage begleiten, welche Aspekte und damit Farben vielleicht noch fehlen und wichtig wären. Ich lasse mich dabei auch gern von den Ideen und Wünschen meiner Klient*innen, Gruppen- und Workshopteilnehmer*innen inspirieren und leiten.

Ein weiterer Aspekt des Pfeils ist für mich noch von zentraler Bedeutung. Ich fordere alle meine Klient*innen und Teilnehmer*innen zumindest einmal auf, den Pfeil an seiner Messingspitze zu berühren, denn die Spitzen, die ich verwende, sind scharf. Sie können verletzten und theoretisch sogar tödlich sein. Auch wenn dies gerne ausgeblendet werden mag: Mit dem Pfeil wird der Bogen zur Waffe. Dies ist ein Aspekt, der weder beschönigt noch vermieden werden soll, sondern der ganz im Gegenteil in der therapeutischen Arbeit sehr wertvoll sein kann. Dazu schreibe ich an anderer noch Stelle ausführlicher.[4)]

Das Wesentliche jedoch, was den Pfeil ausmacht, ist, dass er irgendwann abgeschossen wird. Durch diesen Akt wird er gesehen und auch gehört, wenn er in die Scheibe fliegt oder mit einer sog. Heulspitze[5)] versehen ist. Und nicht nur er, sondern auch das, wofür er steht oder was er mit sich trägt. Für manche ist dies schon eine fast unglaubliche Erfahrung, dass das, was sie nach außen bringen, tatsächlich wahrgenommen werden kann und auch wird.

Der fliegende Pfeil ist eine unschätzbar kraftvolle und eindrückliche Metapher für alles, was von ihnen weg, nach außen muss. Seien dies nun quälende Gedanken, belastende oder drängende Gefühle, oder Worte, die schon immer einmal von ihnen gesagt werden mussten. All dies können sie mit den Pfeilen aus sich heraus und von sich fort schießen.
Gleichzeitig unterstützen die Pfeile die Klient*innen dabei herauszufinden, was sich in ihnen bewegt, mit was sie in Kontakt sind.

[4)] Siehe Kapitel „Der Bogen – Sinnbild für Schutz und Wehrhaftigkeit" Seite 15

[5)] Eine angebohrte und hohle Spitze, durch die beim Flug der Wind strömt und so Geräusche hervorruft.

Jeder Pfeil kann eine Frage, aber auch eine Antwort sein, zum Nachspüren oder zum Erkunden einladen. In den seltensten Fällen braucht es dafür nur ein paar wenige Pfeile. Manchmal muss überhaupt erst ein Weg freigeschossen werden, um ans Wahrnehmen oder gar Ausdrücken kommen zu können. Dann ist es gut, einen ganzen Köcher voller Pfeile zu haben. Noch besser ist es, diesen bei Bedarf mehrmals nachfüllen zu können.

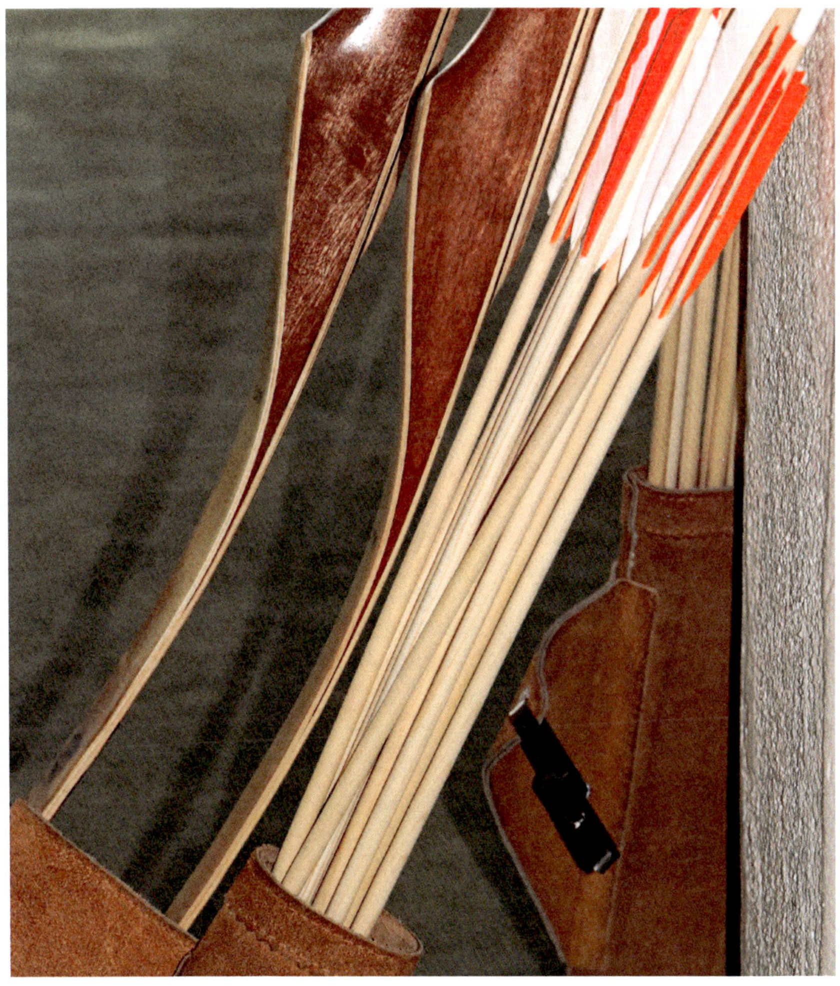

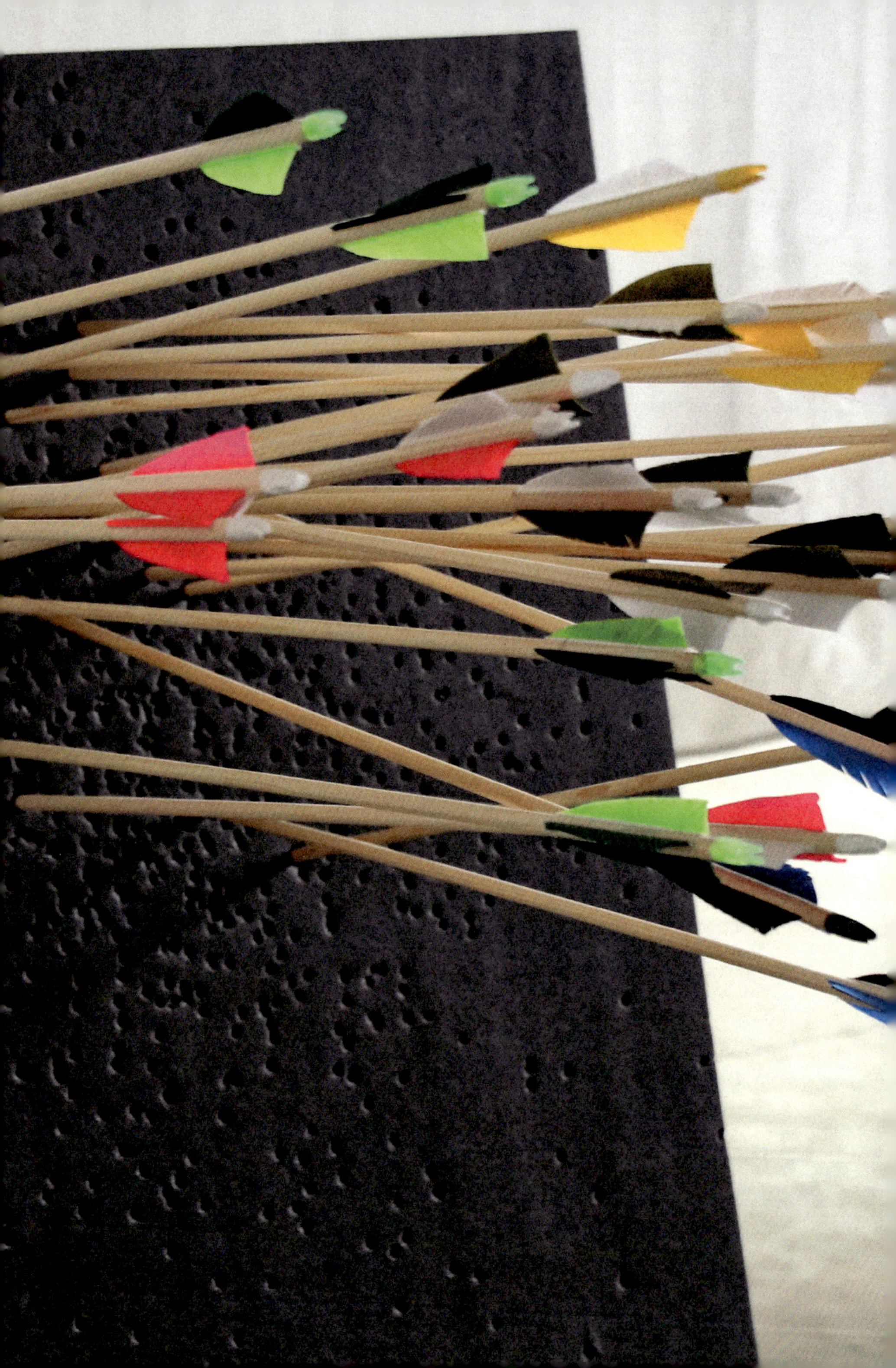

› Die (Ziel-)Scheibe

Ich benutze den Begriff Zielscheibe in meiner Arbeit nur äußerst selten, und wenn, dann wie in der Überschrift eher als „(Ziel)-Scheibe“. Denn gerade das Ziel, dies Etwas-bestimmtes-erreichen-Müssen, ist für viele so vorherrschend, dass sie unter einer permanenten Anspannung stehen, und dadurch kaum mehr fähig sind, sich wirklich auf den Moment des Erlebens einzulassen.
Daher sind meine (Ziel-)Scheiben einfache quadratische schwarze Polyfoamblöcke ohne jede Zielauflage[6)] oder einen abgesetzten schwarzen oder weißen Innenkreis. Eine so blanke Scheibe kann sowohl zur Herausforderung als auch zur Erlösung der Klient*innen werden.

Manche sind gar nicht mehr gewohnt, sich selbst Ziele setzen zu dürfen, und vielleicht sogar welche zu wählen, die nicht unbedingt dem „common sense“ entsprechen. Vielleicht mussten sie erleben, dass sie abgelehnt oder sogar bestraft wurden, wenn sie etwas anderes als das erstrebenswert hielten, was ihnen vorgegeben oder von ihnen erwartetet wurde. Für andere wiederum führt dies Ein-Ziel-haben-Müssen zu einem immensen Druck, der oftmals mit jeder Menge Angst vorm Scheitern, mit Resignation oder Trotz und Widerstand verbunden ist. Und dann gibt es noch diejenigen, die an einem bestimmten Ziel einfach gar nicht interessiert sind.

Die blanke Scheibe bietet auch den Vorteil, dass nach jedem Pfeilziehen keine eindeutig zuzuordnende Markierung sichtbar bleibt. Es kann sich also jedes Mal von neuem ein neues Ziel gesetzt werden, oder eben auch keines.
Die eigentliche Aufgabe der Scheibe ist es ja nur, die Pfeile in ihrem Flug aufzuhalten, ohne sie zu beschädigen. Zusätzlich eröffnet sie jedoch fast ganz nebenbei die Möglichkeit, sich mit der eigenen Toleranz, dem Perfektionsanspruch oder der Erfolgserlaubnis auseinanderzusetzen. Denn sie hält die Pfeile genau an dem Platz, an dem sie auf ihr landen; sei es nun dort, wo es erwünscht und erhofft wurde, oder eben auch an einer ganz anderen Stelle.

[6)] Vorgefertigte, meist quadratische Papierauflage mit verschiedenfarbigen Kreisen um ein Zentrum.

Auf der (Ziel-)Scheibe wird einfach der gegenwärtige Moment unbeschönigt abbildet. Von hier aus kann zurückgeblickt oder weiter vorangegangen werden. Die Scheibe verhilft so dazu, das Geschehen sichtbar zu machen. Es kann unverfälscht angesehen werden, da nichts anderes es verwischt oder abschwächt. Und dadurch erfährt es die Würdigung, die es verdient.

Manchmal kann es auch wichtig sein, eine zweite oder gar dritte Scheibe anbieten zu können. Nicht nur, wenn bestimmte Pfeile oder Pfeilbilder noch eine Weile sichtbar bleiben und auf der Scheibe unverändert steckenbleiben müssen. Mit mehreren Scheiben zu arbeiten, bietet den weiteren Vorteil, auch mehrere und verschiedene Aspekte durch die Pfeile zu Wort kommen zu lassen. So können unterschiedliche Gefühle oder verschiedene Persönlichkeitsanteile wie z.B. „der Kritiker" ihre eigene Scheibe bekommen und ihre Pfeile (und die damit verbundenen Aussagen) sichtbar werden lassen.

Eine zweite Scheibe zu haben kann auch sehr hilfreich sein, wenn mit Paaren gearbeitet wird. Wenn jede/jeder eine eigene Scheibe hat, können sie sich (wieder) als Individuum in der Beziehung erleben. Für Klient*innen, die sehr in einem WIR aufgehen, ist diese Möglichkeit, ganz allein einen eigenen Raum zu haben und nutzen zu dürfen, oft eine ungewohnte Möglichkeit, die sie sich selbst vielleicht schon lange nicht mehr eröffnet haben. Von ihren eigenen Scheiben ausgehend können sie sich nun gegenseitig besuchen und so regelrechte Dialoge miteinander führen.

Wie schon erwähnt können Pfeile symbolisch mit einer bestimmten Bedeutung versehen werden. Vielleicht geschieht dies schon während des Schießens selbst, oder sie erhalten sie, nachdem sie abgeschossen wurden und auf der Scheibe gelandet sind.

Manchmal geschieht es auch, dass einzelne Pfeile, im Zusammenspiel mit den anderen auf der Scheibe, regelrechte Geschichten zu erzählen beginnen. Oftmals lade ich meine Klient*innen dazu ein, die so entstandenen Pfeilbilder auf der (Ziel-)Scheibe auf sich wirken zu lassen, wahrzunehmen, was sich da wie und wo zeigt, und gemeinsam herauszufinden, was dies an Bedeutung(en) für sie bereithält.
Häufig wird im Kontext des gesamten Bildes etwas klarer oder aufschlussreich, und es kommt zu einer wichtigen Erkenntnis oder einem Verstehen. Und dann ist es wunderbar, wenn das Handy gezückt und ein Foto dieses Abbilds zur Erinnerung gemacht werden kann.

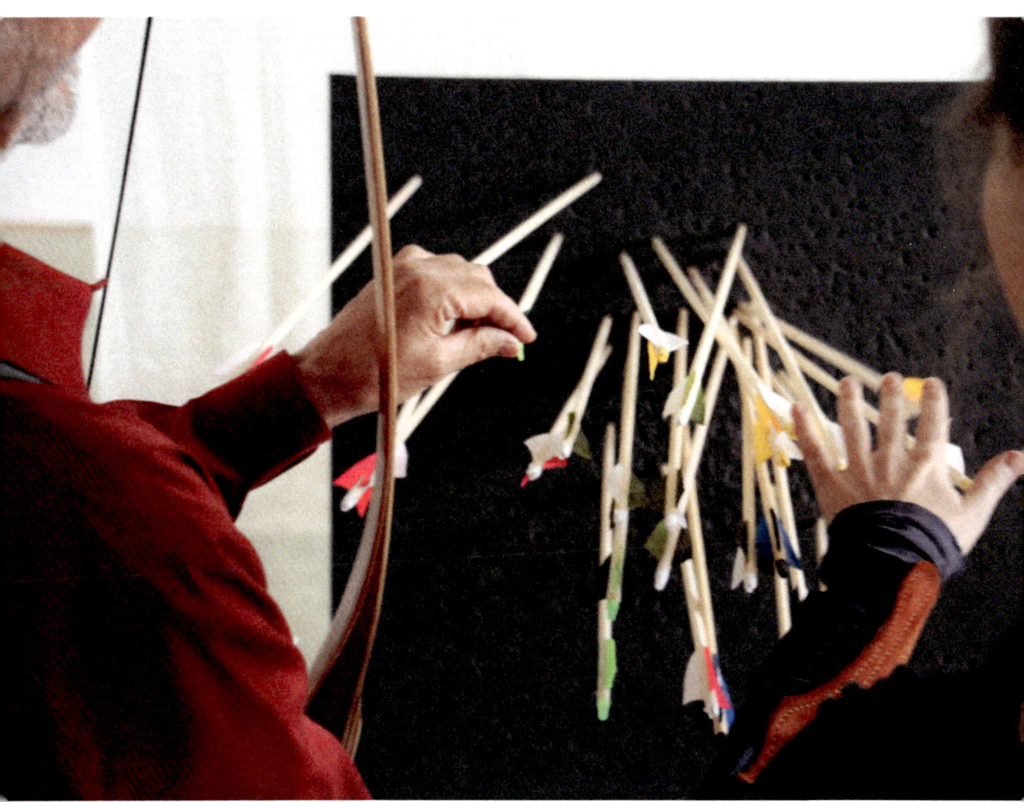

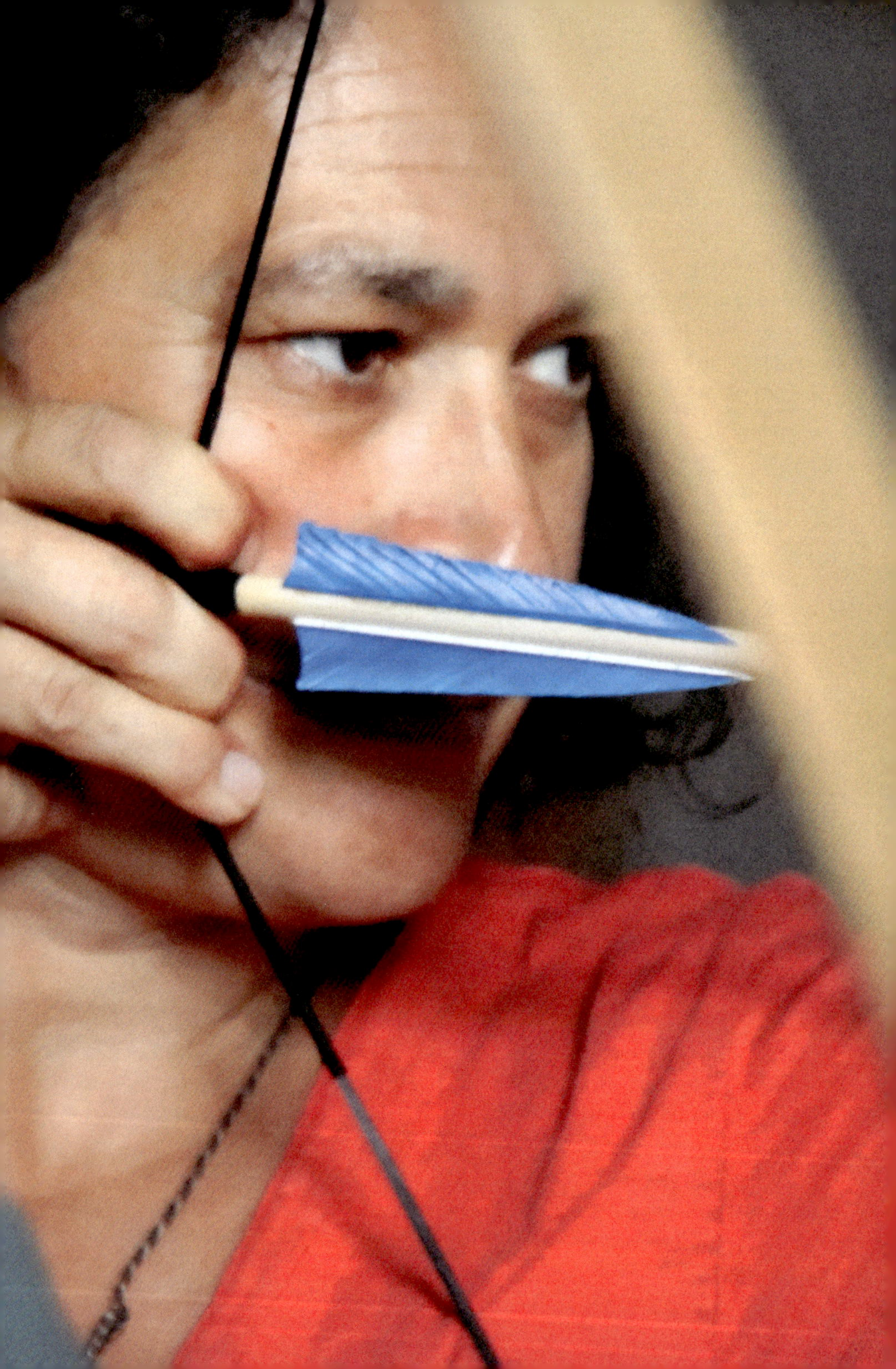

KAPITEL 2

Im Folgenden wende ich mich einigen Themen zu, die sich im und durch das Bogenschießen zeigen können. Vorab ist mir dies noch wichtig: Alles, was ich beschreibe, kann sich so zeigen, muss es aber auch nicht. Für mich ist jede Bogenbegegnung, jeder Prozess einmalig, und daher soll das Folgende einzig Facetten von Möglichkeiten aufzeigen.

› Der Bogen – Sinnbild für Schutz und Wehrhaftigkeit

Pfeile und Bögen waren über viele Jahrhunderte hinweg die wichtigste Verteidigungs- und Angriffswaffen vieler Kulturen. Sich schützen und wehren zu können ist daher das ursprünglichste Thema, das im Bogenschießen liegt. Und dies kann ein sehr wichtiges Thema in der therapeutischen Arbeit sein.

Viele meiner Klient*innen haben im Laufe ihres Lebens eindrückliche und tiefgehende Erfahrungen der Hilflosigkeit, Handlungsunfähigkeit oder gar Ohnmacht erlebt. Manche wurden in ihren aggressiven Impulsen gestoppt und bestraft; bei anderen von ihnen waren Gewalterfahrungen an der Tagesordnung.
In jenen blieb meist die tiefe innere Überzeugung zurück, dieser Welt schutz- und machtlos ausgeliefert zu sein. Für die meisten ging es darum, aushalten und durchhalten zu müssen, ohne etwas an der Situation selbst verändern zu können, und dabei einzig darauf zu warten, dass der Sturm an ihnen vorüberzieht. Ihr Lebenskonzept hieß daher vor allem erst einmal, zu überleben.

Kommen sie nun mit dem Bogen in Kontakt, ist einer der zentralen Momente oft derjenige, wenn sie diesen aufgespannt haben und sich an der Schusslinie positionieren.
Seitlich vor den Körper gehalten wird der Bogen durch seine gebogene Form zu Hülle und Schutz; er rahmt sie ein, setzt eine deutlich sichtbare Begrenzung, und vermittelt unmissverständlich

„Bis hierher – und nicht weiter!"

In diesem Moment erfahren sie oftmals, dass es tatsächlich so etwas wie einen Schutzraum geben kann, denn niemand würde dieses *„Stopp!"* eines gespannten Bogens ignorieren – schon gar nicht, wenn noch ein Pfeil aufgelegt wird.

Aus diesem Schutz heraus fliegt ihr Pfeil nach außen, und dies kann nur durch sie selbst geschehen. Vielleicht agieren sie hier zum ersten Mal in ihrem Leben, anstatt wie bisher nur zu reagieren. Gleich, ob nun der Pfeil an der Scheibe vorbeifliegt oder diese trifft – es gibt auf jeden Fall ein sichtbares Ergebnis. Ihr Tun hat also tatsächlich eine Wirkung. Dies wirklich erleben und begreifen zu können, ist der erste Schritt heraus aus dem beengenden und beängstigenden Glaubensmuster des Ausgeliefertseins, der eigenen Ohn-Macht.
Jedoch kann dieser Moment auch etwas ganz anderes in Klient*innen auslösen. Denn alles, was sie sicht- und hörbar machen würde, lenkt auch Aufmerksamkeit auf sie. Und dies konnte früher für sie bedrohlich oder gar lebensgefährlich werden. Daher ist es für diese Klient*innen manchmal zunächst unmöglich, trotz des Schutzes des Bogens einen Pfeil abzuschießen.

Um sich wehren und verteidigen zu können, bedarf es der Fähigkeit, Aggressionen zuzulassen; wütend zu sein, zornig; bereit, sich zu wehren, zu kämpfen und vielleicht auch zu zerstören. Dies sind alles Impulse, die unserem Überleben dienen und für unser Leben notwendig sind. Oft ist es jedoch gerade für Klient*innen mit Gewalterfahrungen schwer, wenn nicht sogar unmöglich, diese zuzulassen oder gar auszudrücken. Denn all diese Impulse verbinden sie mit dem Menschen, der sie bedrohte, und in dessen Fußstapfen sie auf keinen Fall treten wollen.[7)]

Doch es bedarf nicht unbedingt dieser Erfahrungen, um sich schwer damit zu tun, aggressiv sein zu dürfen. Unsere Gesellschaft bewertet Aggression und Wut meist negativ, als schlechte oder gar böse Gefühle, und lehrt daher schon früh, diese zu unterdrücken oder zumindest zu beschönigen. Denn würden sie einfach zugelassen, dann würden sie *„kein Gras mehr wachsen"* lassen.
Eine Befürchtung, die in ihrer Absolutheit meistens überzogen und irreal ist. Denn sie entbehrt völlig der Option, dass es auch möglich ist, den Ausdruck der Aggression angemessen an die jeweiligen Situationen anzupassen. Zunächst kann dies auch für manche Klient*innen sicherlich so nicht sein. Denn wenn von ihnen über viele Jahre hinweg immer wieder ihre Aggression und Wut verneint und verdrängt wurden, konnten sie nicht ausprobieren und üben, mit diesen adäquat umzugehen. Dann bleibt die Furcht vor derer Allgewalt, und die Überzeugung, dass es auf jeden Fall besser und sicherer ist, ihnen weiterhin aus dem Weg zu gehen.

Da der Bogen unweigerlich mit seinem Waffenaspekt konfrontiert, kann der Umgang mit ihm eine Möglichkeit darstellen, dies Versäumte nachzuholen. Mit jedem Pfeil, den sie abschießen, können sie mehr mit ihren kriegerischen Impulsen in Kontakt kommen, ihren Ärger und ihre Wut ausdrücken. Geschieht dies mit innerer Achtsamkeit[8)], kann mit diesen verschiedenen Facetten experimentiert und erfahren werden, dass diese nicht per se blind und vernichtend sein müssen. Dies kann zu der Erlaubnis werden, wehrhaft zu sein und sich auch wehren zu dürfen.

[7)] siehe dazu auch „Release – das Loslassen", Seite 53

[8)] siehe dazu auch „Innere Achtsamkeit", Seite 73

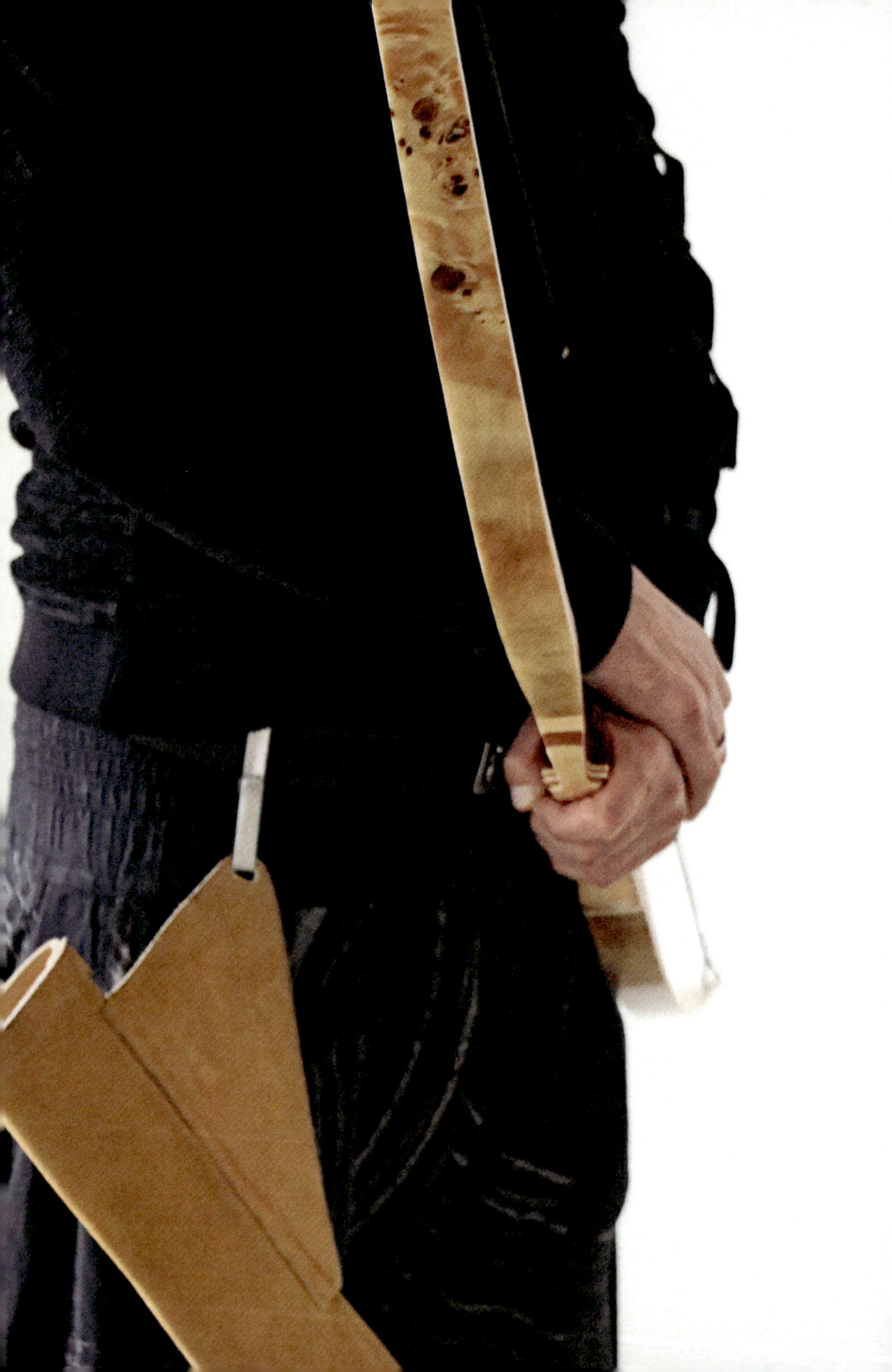

› Die einzelnen Phasen

Im Bogenschießen haben wir es mit einem bestimmten Ablauf zu tun, der darauf beruht, eine Spannung aufzubauen, die durch die Freigabe des Pfeiles aufgelöst wird. Der gesamte Ablauf des Bogenschießens lässt sich dabei, wie das Leben selbst, in die einzelnen Phasen der Vorbereitung, des Tuns und des Abschlusses einteilen.

Die **Vorbereitungsphase** beginnt mit der Wahl des Bogens und der Pfeile sowie dem Anlegen des Armschutzes und Köchers. Sie geht weiter mit dem Spannen des Bogens zum Einnehmen der Position an der Schusslinie, dem Ausrichten zur (Ziel-)Scheibe und endet mit der Aufrichtung, diesem Ausgespannt-Sein zwischen Erde und Himmel.

Die **Phase des Tuns** kann in ein aktives und ein passives Tun unterteilt werden: Aktiv wird der Pfeil aus dem Köcher gezogen und in die Sehne eingenockt, der Kopf gewendet, der Bogen gespannt und die Sehne bis zum sog. Ankerpunkt[9] gezogen. Passiv, im Sinne eines Nicht-Tuns, geschieht das Zentrieren / Sich-Sammeln vor dem Spannen des Bogens.

Die **Abschlussphase** beginnt mit dem Freigeben, dem sog. Release, des Pfeiles, wobei der Pfeilflug beobachtet wird, und endet mit dem Nachhallen-Lassen des Geschehenen.
Ob der Release ein aktives oder passives Tun ist, diese Frage würde ich mit „sowohl als auch" beantworten: Aktiv, weil sich zum einen – im besten Falle – die Schulter dabei öffnet und zum anderen eine innere Entscheidung dazu getroffen werden muss. Passiv, weil im Freigeben des Pfeils das Tun-Wollen losgelassen werden muss, letztendlich eine Art Hingabe an das Geschehen.

[9] Die Stelle im Wangen-/Kinnbereich, zu der die Sehne gezogen wird, und wo die Finger/Hand „ankert", bevor der Pfeil freigegeben wird. (Mehr dazu s. auch Seite 49)

Diese Phasen wiederholen sich jedes Mal, solange Pfeile geschossen werden. Jeder einzelne Schritt in diesem Ablauf beruht auf den vorangegangenen Schritten und bereitet den folgenden Schritt vor. Dies bedeutet, dass für ein sicheres und wirksames Schießen keiner der Schritte ausgelassen oder übersprungen werden kann.

Es bedeutet auch, dass der Ablauf jedes Mal einen in sich geschlossenen Zyklus mit Anfang, Höhepunkt und Ende darstellt. Nichts währt dabei ewig. Jeder Schritt wird durch einen nächsten abgelöst. Erst wenn dies zugelassen werden kann, kann am Ende der Pfeil fliegen.

Manche hängen nun an bestimmten Phasen des Ablaufs fest, z.B. der Aufrichtung, dem Zentrieren, dem Pfeil nachsehen, und könnten laut eigener Aussage stundenlang darin verweilen. Doch wie alles im Leben nur für eine bestimmte Zeit seine Gültigkeit hat und dann durch anderes abgelöst werden muss, so ist es auch beim Bogenschießen.

Sich diesen Gesetzmäßigkeiten ergeben zu können, erfordert nicht nur das Bewusstsein, dass alles miteinander zusammenhängt und nichts davon beschleunigt oder umgangen werden kann, sondern auch die Geduld, abwarten zu können, wann was getan werden muss.
Es braucht das Vertrauen, dass das, was sich vorbereitet, auch vollendet werden kann und darf. Und letztendlich braucht es die Bereitschaft, immer wieder von neuem zu beginnen und abzuschließen.

Ich möchte nun die einzelnen Phasen und die darin möglichen Themen genauer betrachten.
Es gibt Klient*innen, die zumeist die Vorbereitungsphase unnatürlich lang ausdehnen, indem sie sehr viel Zeit darauf verwenden, einen Bogen oder Pfeile für sich zu wählen, oder, wenn sie an der Schusslinie stehen, lange nach dem richtigen Stand oder Aufrichten für sich suchen. Es ist, als ob sie sich in dieser Phase einrichten wollten. Dahinter kann z.B. stecken, Bekanntes nicht verlassen zu können und zu wollen; die Unsicherheit und vielleicht auch Angst vor dem kommenden Unbekannten.

Auch Über-Perfektion, ein mangelndes Vertrauen in sich und die Welt, kann dazu führen, dass in dieser Phase immer wieder der Stand überprüft wird oder der Blick ständig zur (Ziel-)Scheibe wandert. Bin ich wirklich schon so weit? Wird es gut werden? Noch ist ja nichts wirklich ernst, sind die Pfeile noch im Köcher, und der Bogen ist noch nicht ausgezogen. In dieser Phase ist noch alles offen, es gibt noch nichts, worin sie versagen könnten.

Andere scheinen diese Phase gar nicht wirklich wahrzunehmen.
Kaum haben sie Bogen und Pfeile gewählt und stehen an der Schusslinie, gehen sie ins Schießen. Wozu braucht es schon Vorbereitung?! Für sie mag es eine reine Zeitverschwendung darstellen, ein unnötiges Aufhalten mit etwas, das nichts mit dem Eigentlichen zu tun hat, dem Abschießen des Pfeiles. Leistungsorientierte Menschen, die gelernt haben, dass nur nachweisbare und messbare Ergebnisse etwas zählen, weil sie dafür Anerkennung und Achtung bekommen, neigen häufiger zu diesem Verhalten.

In der Phase des Tuns fällt es manchen Klient*innen schwer, die passiven Momente auszuhalten. Sie kürzen diese ab oder überspringen sie gleich, um endlich aktiv werden zu können. Nichts zu tun zu haben kann für einige verunsichernd und beängstigend sein, denn es besteht dabei die Gefahr, viel zu sehr auf sich selbst zurückgeworfen zu werden und dadurch womöglich mit Gedanken und Gefühlen in Kontakt zu kommen, die unangenehm, schmerzhaft oder gar gefährlich sind. Aktion wird dann zur Rettung.

Andererseits kann ein Tun Folgen haben, die (noch) nicht überschaubar sind. Für diejenigen, die in ihrer Biografie viel mit Sanktionen zu tun hatten, kann eine nicht einschätzbare Auswirkung sehr riskant sein, und es ist daher viel sicherer, im Passiven zu verweilen.
Wenn sie dann doch irgendwann in ein aktives Tun übergehen müssen, geschieht dies oftmals zögerlich, immer wieder abbrechend und nachfragend, was denn jetzt genau zu tun sei; oder hektisch und fahrig, als müsste das Ganze möglichst schnell hinter sich gebracht werden.
In der Abschlussphase zeigt sich, ob es überhaupt zu einem Abschluss kommen darf: Kann der Pfeil freigegeben und auch das Ergebnis angesehen werden? Oder wird gar nicht nachgesehen, wie und wo der Pfeil gelandet ist? Oder wird erst gar kein Pfeil abgeschossen?
Alles, was schön und angenehm ist, soll niemals enden. Und wenn die Erfahrung gemacht wurde, dass ein Ende ein unweigerliches *„aus und vorbei"* bedeutet, womöglich für alle Zeit, ist es ganz sicher besser, erst gar nicht zu einem Abschluss zu kommen.

Vorbereitung, Tun, Abschluss, diese Phasen lassen sich auf sehr viele Bereiche des Lebens übertragen. Naheliegend sind Projekte, die geplant, durchgeführt und zu einem Ende gebracht werden sollen. Jedoch finden die gleichen Phasen auch bei jeder Entscheidungsfindung statt, in Neuorientierungen, Trennungs- und Abschiedssituationen, oder wenn es um eine bevorstehende Auseinandersetzung mit einer oder mehreren anderen Personen geht.

Die Erfahrungen, die beim Bogenschießen durch das achtsame und bewusste Innehalten, Hineinspüren und Experimentieren in den einzelnen Phasen gemacht werden, können aufzeigen, welche leichter oder schwerer fallen, wo sich wohlgefühlt wird, und welche am liebsten umgangen oder gemieden werden wollen. All dies kann zu Erkenntnissen über eigene Schwierigkeiten in unterschiedlichen Lebensbereichen führen.
Noch deutlicher kann sich dies an einzelnen Stellen im Ablauf des Bogenschießens zeigen, da darin oft bestimmte Themen liegen können, die ich in den nächsten Kapiteln näher skizzieren möchte.

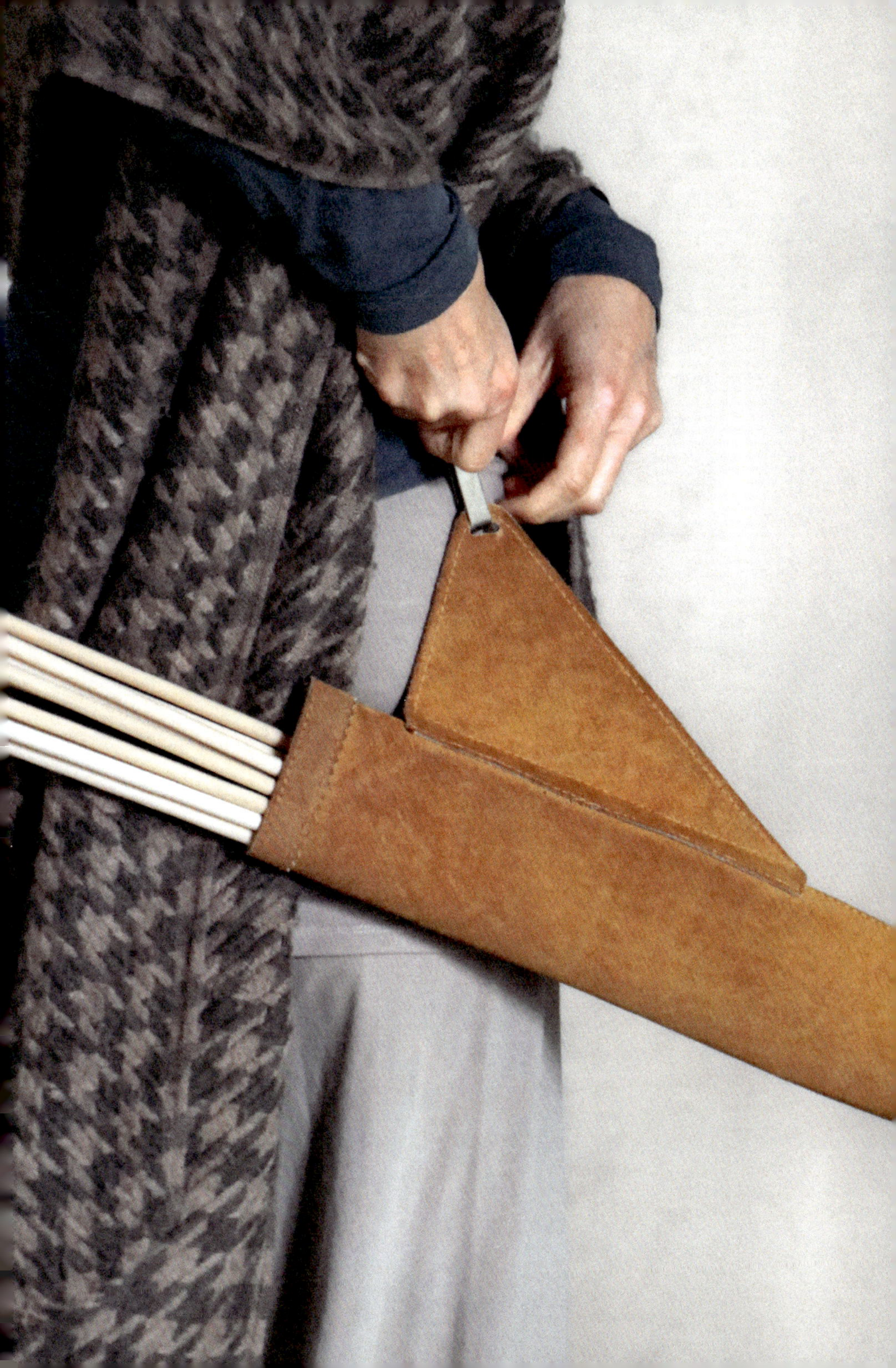

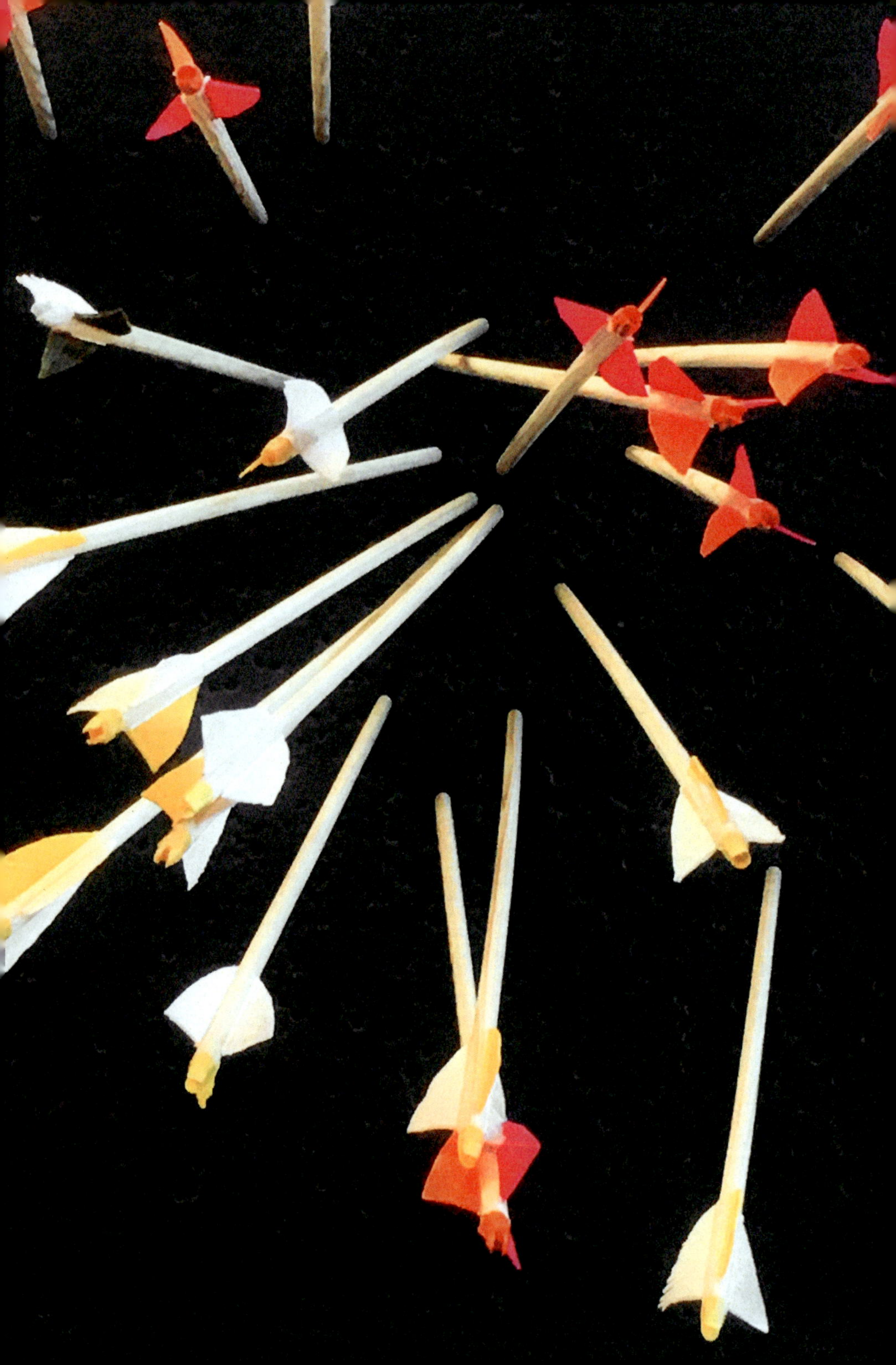

› Bogenschießen und darinliegende Themen

Entscheidungen treffen

Bogenschießen ist auch ein steter Prozess von Entscheidungen. Da ich meine Klient*innen den Bogen für die jeweilige Sitzung selbst wählen lasse, muss hier schon die erste Entscheidung getroffen werden. Soll es eher der mit der Maserung sein, oder der ganz ohne? Ein starker oder leichter Bogen? Welchen trau´ ich mir zu, welchen muss ich mir beweisen?

Ist der Bogen gewählt, wird er gespannt. Dies sieht zunächst einmal einfach aus, kann aber schon zur ersten Herausforderung werden. Hier kann sich abzeichnen, ob der Bogen – das stellvertretende Gegenüber, das DU – als Partner angesehen und angenommen und so „zu sich geholt“ werden kann, oder ob er für sie einen zu bezwingenden Gegner darstellt. Neben einer effizienten Technik geht es hier auch um eine Entscheidung: Will ich diesen Bogen wirklich spannen? Gibt es eine klare Entscheidung dazu, trotz aller Unsicherheiten und vielleicht auch Bedenken?
Auch wenn es oft genug vergessen wird: Unsere innere Haltung beeinflusst das äußere Geschehen. Kann sich also innerlich zu einem *„Ja, ich will!“* entschieden werden, fällt das Spannen des Bogens oft einfacher.

Das nächste Entscheidungsfindung ist die Wahl der Pfeile. Welche Federfarbe? Alle gleich? Farblich aufeinander abgestimmt oder bunt durcheinander? Und vor allem: wie viele? Ich gebe wenig vor, außer den Hinweis, dass genügend Pfeile da sind und, um erforschen und experimentieren zu können, mehr als 7 davon genommen werden sollten.

Da es bei mir keine vorgegebene Abschusslinie gibt, legen die Klient*innen auch hier selbst fest, von welcher Distanz aus sie schießen wollen.
Welcher Abstand ist gerade stimmig?
Wie nah oder weit entfernt möchte ich mein Ziel haben?

Und ist der passende Abstand gewählt, geht es noch darum, eine Standposition einzunehmen. Welcher Stand ist der beste, der sicherste?

Noch bevor also ein einziger Pfeil eingelegt wurde, mussten schon verschiedenste Entscheidungen getroffen werden. Für manche Klient*innen stellt dies gar kein oder nur ein geringes Problem dar, für andere dagegen grenzen diese Entscheidungen an Überforderung. Entscheidungen zu treffen bedeutet, sich festzulegen, eins einem anderen vorzuziehen. Was aber, wenn nicht sicher ist, welche Wahl die richtige ist? Wenn eine Grunderfahrung war, dass falsche Entscheidungen schwerwiegende Konsequenzen nach sich zogen, dann ist es das Wichtigste, „richtig" zu wählen – was immer auch dies für die einzelnen Klient*innen bedeuten mag. Und wenn es nicht eindeutig ist, was denn nun in diesem Moment richtig wäre, so ist es für das Überleben allemal besser, zunächst keine Entscheidung zu treffen, denn ein Fehltritt, und alles ist zu Ende.

Hier fehlt die Erfahrung, dass eine falsche Wahl nicht unweigerlich das AUS bedeutet, und dass Entscheidungen revidiert werden können. Die Arbeit mit dem Bogen kann dabei unterstützen. Wurde ein zu starker oder zu leichter Bogen gewählt, kann ein anderer genommen werden. Waren es zu wenig Pfeile, können welche nachgeholt werden; waren es zu viele, können sie zurückgelegt oder einfach nicht abgeschossen werden. Gerade weil hier eine Fehl-Entscheidung weder gefährlich oder gar lebensbedrohlich ist, kann, manchmal zum ersten Mal, begonnen werden, mit Entscheidungen zu experimentieren.

Sich anvertrauen und einen Standpunkt einnehmen

Das erste, dem sich die Klient*innen anvertrauen müssen, ist neben ihrer Bogenbegleitung der Bogen selbst. Wird er beim Aufspannen nicht doch brechen? Und wird seine Sehne mich beim Abschießen des Pfeiles nicht doch verletzen? Fragen, die ich im Kapitel zur Sicherheit[10)] nochmals genauer betrachte. Und wie dort beschrieben gilt, dass aufgrund der Beständigkeit des Bogens oft eine kleine Demonstration genügt, um sie von diesen Ängsten zu befreien.

Der Ablauf des Bogenschießens beginnt damit, sich an der Abschusslinie mit Ausrichtung zur (Ziel-)Scheibe hinzustellen. Dieser Moment, so unscheinbar er erscheinen mag, bildet jedoch den Ausgang für alles weitere. Er ist das Fundament, auf dem alle folgenden Schritte aufbauen.
Lasse ich meine Klient*innen dies Stehen bewusst erleben, machen manche die Erfahrung, dass sie eigentlich gar nicht wissen, wie sie zu einem festen – im Sinne von sicheren – Stand kommen können. Wie groß muss eigentlich die Schrittbreite sein? In welchem Winkel die Fußgelenke gestellt werden? Wie wird das Gewicht gleichmäßig verteilt?

Hinter all diesen Fragen liegt oftmals eine noch viel zentralere:
Kann ich mich wirklich dem Boden, auf dem ich stehe, anvertrauen?

Wenn im Leben Situationen schmerzhaft erfahren wurden, in denen es unberechenbar wurde, wenn Ereignisse völlig aus dem Nichts kamen, dann fühlte sich dies oftmals so an, als wäre sprichwörtlich der Boden unter den Füßen weggezogen worden. Was gerade noch Bestand hatte, verlor diesen im nächsten Moment. Diese Situationen konnten oft nur hilflos mitangesehen und ausgehalten werden, ohne etwas daran verändern zu können.
Oft entstand dadurch eine Erschütterung, ein Riss im Vertrauen in diese Welt, worauf meist Unsicherheit, Angst, Hilflosigkeit und Misstrauen zurückblieben.

[10)] „Vertrauen entsteht durch Sicherheit" Seite 79 ff

Je stärker und tiefer diese verwurzelt sind, desto wichtiger ist es, sich wieder langsam, im eigenen Tempo, Stück für Stück anvertrauen zu lernen.
Die therapeutische Arbeit mit dem Bogen kann dann zunächst einmal darin bestehen, dass Klient*innen die Möglichkeit bekommen, immer wieder zu überprüfen, ob dieser Boden unter ihnen hält. Wie es ist, tatsächlich mit beiden Beinen fest auf ihm zu stehen.
Da ihre Erfahrungen sie gelehrt haben, keinen Einfluss auf das Geschehen zu haben, kann es ermutigend für sie sein, daran erinnert zu werden, dass sie, mit dem Bogen in der Hand und den Pfeilen im Köcher, sich schützen und auch wehren können. So können sie leichter das Experiment – und nicht selten Wagnis – eingehen, sich dem Boden unter ihren Füßen wieder anzuvertrauen. Erst wenn dies möglich ist, können sie wirklich beginnen, sich bewusst hinzustellen und damit auch ihren eigenen Standpunkt zu entwickeln.

Einen Standpunkt einzunehmen ist die sichtbare Manifestation eines

„Hier bin ich. Dies ist mein Platz. Und dorthin will ich."

Daher muss der Standpunkt beim Bogenschießen auch eine klare und bestimmte Ausrichtung zur (Ziel-)Scheibe haben, was auch bedeutet, sich zu ihr eindeutig zu positionieren. Nur dann kann auch ein zielgerichtetes Handeln entstehen.

Manchmal erlebe ich gerade bei Klientinnen, die zum ersten Mal mit dem Bogen arbeiten, dass ihre Füße sehr eng beieinander stehen, wenn sie sich auf der Schusslinie platzieren – so als dürften sie gar nicht mehr Platz einnehmen.
Bekommen sie nun durch meine Einladung zum Wahrnehmen mit, wie nah beieinander ihre Füße stehen, und wie sich ein solcher Stand anfühlt, berichten sie oftmals, dass sie verkrampft und eher leicht schwankend stehen. Auf Nachfragen, wie sie zu einem besseren Stand für sich kommen könnten, gibt es bei manchen von ihnen gar nicht die innere Option, sich diesen einfach durch eine größere Schrittbreite zu verschaffen.

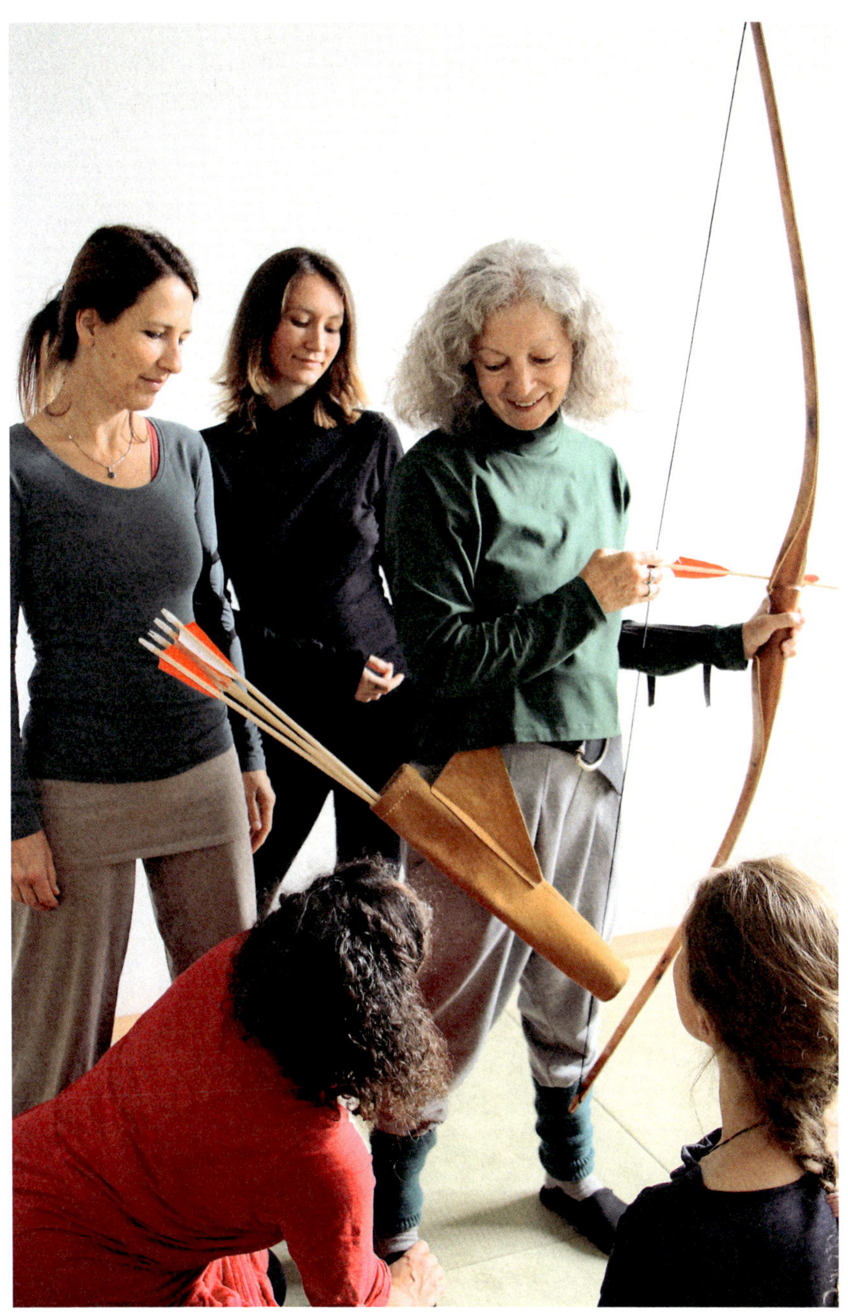

Da ich nun keine Korrekturvorschläge anbiete, können wir gemeinsam weiter dieser Erkenntnis nachgehen, wo Erfahrungen, Erinnerungen und letztlich Glaubenssätze liegen. Häufig wird als erstes bemerkt, dass ein breiter Schritt für sie eher männlich wirkt und sich für Frauen einfach nicht geziemt. Gehen sie dann noch ein wenig tiefer in sich, berichten sie oft, dass ihnen gesagt und vermittelt wurde, Frau zu sein bedeute, vor allem zurückhaltend und bescheiden zu sein und nicht zu viel Raum einzunehmen (und schon gar nicht mehr als Männer). Sie sollten sich auf keinen Fall in den Vordergrund stellen, sondern sich zuallererst nach den Bedürfnissen, Wünschen und Erwartungen der anderen richten. Ich denke, dies kennen viele Frauen.
Die Konsequenz davon ist allerdings, dass ihnen sowohl ein Gefühl fehlt, wieviel Raum ihnen zusteht, als auch dafür, wie es überhaupt wäre, einen eigenen Standpunkt einzunehmen. Wirklich hier an diesem gewählten Platz stehen zu dürfen, ohne Sorge oder Angst, dass ihnen dieser streitig gemacht bzw. gar nicht erst zugestanden wird, kann dann eine ungewohnte Erfahrung für sie sein. Und wie so oft, wenn etwas anderes, neues ausprobiert wird, ist es wertvoll, in diesem ersten Moment dazu eine Erlaubnis und Ermutigung von außen zu bekommen.

Natürlich ist dies nicht nur ein Frauen-Thema. Viele sind in ihrer Biographie verunsichert oder sogar bestraft worden, wenn sie ihren Raum und Standpunkt einnahmen, oder sie haben gelernt, sich eher nach anderen zu richten. Und genauso brauchen auch sie zunächst ein klares und selbstverständliches „Ja, du darfst!".

Aufrichtung

Nach Einnahme des Standpunktes erfolgt die Aufrichtung: Von den Füßen bis zum Scheitel (und darüber hinaus) wird sich nach oben hin aufgerichtet. Um, wie ich oft sage, *„in all der eigenen Größe und Schönheit sichtbar zu sein"*. Haben sich Klient*innen getraut, sich voll aufzurichten und sichtbar zu machen, ist dies für manche von ihnen eine solche Freude, die sie nun auch in vollen Zügen auskosten möchten. Vor allem, wenn sie mitbekommen, dass ihr Sich-sichtbar-Machen auch gesehen wird, und ich mit ihrer Freude und ihrem Stolz mitgehen kann und sie zu ihrem Mut beglückwünsche. Es kann dann sein, dass allein dieser Moment so bedeutungsvoll und nährend für sie ist, dass gerade gar kein Pfeil genommen und aufgelegt, geschweige denn abgeschossen werden muss.

Neben der Aufregung, Faszination und tiefen Befriedigung darüber, sichtbar zu sein, kann sich darin jedoch auch das genau gegensätzliche offenbaren: nämlich die Furcht, so auf dem Präsentierteller stehend angegriffen zu werden. Eine Furcht, die besonders denjenigen sehr vertraut ist, die erfahren und gelernt haben, dass ihre Sichtbarkeit verheerende Folgen nach sich zog. Für all jene ist dies daher der Moment im Bogenschießen, dem sie möglichst ausweichen möchten. Entweder indem sie ihren Kopf einziehen, den Rücken krumm machen, oder, wenn sie sich aufgerichtet haben, diese Haltung sofort aufgeben und in sich zusammensacken, sobald der Pfeil davongeflogen ist.

Körperlich geschieht Aufrichtung durch das Aufrichten der Wirbelsäule; sinnbildlich passt dazu das Bild des „Rückgrat-Habens". (Und genauso wie wir ein Rückgrat haben, kann es auch „gebrochen" werden.) Ein aufgerichtetes Rückgrat steht jedoch nicht nur für eine körperliche Haltung, sondern auch für eine psychische, dem „Aufrecht-Sein".

Dies lässt sich mit Begriffen wie geradlinig, klar, direkt, rechtschaffen und wahrhaftig beschreiben. Ein aufrechter Mensch ist ein standfester Mensch, eindeutig in seinen Haltungen und damit vertrauenswürdig und einschätzbar. Und einer, der auch den Standpunkt ändern kann, wenn es an der Zeit ist.

Aufrichtung geht mit der Aussage *„Das (so) bin ich"* einher. Es ist unser aller Geburtsrecht, uns zu zeigen und dadurch gesehen und gehört zu werden. Um anerkannt und im besten Falle geliebt und geschätzt zu werden für das, was wir sind, und um in unserer Entfaltung unterstützt und gefördert zu werden. Bei einigen mag dies auch so gewesen sein; andere machten hingegen oft entgegengesetzte Erfahrungen. Sie wurden abgelehnt, wenn sie sich aufrichteten, oder mussten mit teils völlig unangemessenen Reaktionen darauf rechnen. Oft war der einzige Schutz für sie *„keinen Mucks zu machen und am besten unsichtbar zu sein"*, wie eine meiner Klientinnen es einmal erschreckend treffend formulierte.

In wirklicher Aufrichtung stehen zu können bedeutet, sich mit dem, was ist, zu zeigen. Dies gelingt hingegen nur, wenn der eigenen Wahrheit vertraut und wenn sie auch ausgedrückt werden kann, ohne die Gefahr, deswegen nicht gemocht zu werden oder gar dafür mit Strafen rechnen zu müssen. Erst wenn dies Vertrauen und diese Sicherheit zurückerlangt werden kann, entsteht ein Zu-sich-Stehen. Und dies ist ein erster wichtiger Schritt zur eigenen Selbstverwirklichung.

Fokussierung und der richtige Abstand

Fragt man Menschen, was sie spontan mit Bogenschießen assoziieren, wird von ihnen häufig „Fokussierung" genannt: die Fähigkeit, sich selbst zu zentrieren und auf ein Ziel hin auszurichten. Dies ist oft ein zentrales Thema in der Therapie mit Burnout-Klient*innen, denn diese sind ja gerade deshalb irgendwann ausgebrannt, weil sie sich aufgrund ihres Engagements, ihrer Verantwortung und des Brennens für ihren Beruf zu sehr auf ein Ziel – oder auf zu viele Ziele gleichzeitig – konzentrierten, und so meist irgendwann nicht mehr die Wahl zwischen wichtigem und eher unwichtigem treffen konnten.

Sich zu fokussieren ist ein wichtiger Schritt beim Bogenschießen und muss geschehen, bevor der Pfeil freigegeben wird, denn sonst fliegt dieser unkoordiniert irgendwohin. Entscheidend dabei ist, dass beide Augen geöffnet sind und auch während des weiteren Ablaufs offen bleiben.
Bogenschießen basiert nicht wie beim Pistolenschießen auf einer sogenannten offenen Visierung mit Kimme und Korn, sondern ist eine visierlose Koordination von Auge und Hand.
Beide Augen geöffnet auf der (Ziel-)Scheibe ruhen zu lassen, erinnert an die Haltung im Zazen[11]. Mit offenen Augen sitzend zu meditieren lehrt, die Welt in und um einen mit offenen Augen zu betrachten. Nichts wird dabei ausgeklammert oder verleugnet. Im Gegenteil: Ihr wird mit all ihren Erscheinungen, dem Erschreckenden, Schmerzvollen, Leidvollen und manchmal auch Nichtssagenden, ins Gesicht gesehen. (Dies dem Angenehmen gegenüber dies zu tun, fällt ja meist leicht.) Wird dies wieder und wieder getan, kann allmählich die Abwehr oder auch Angst vor all diesem oft Ungewollten verloren gehen.

Wie wird nun ein Ziel ausgesucht? Eher gut sichtbar und damit leichter zu erreichen? Oder eher weiter entfernt und daher schwieriger und herausfordernder? Und wird bei all dem über die eigenen Grenzen gegangen, oder kann gut auf sich geachtet und so in der eigenen Mitte geblieben werden?

[11] Sitzmeditation des Zen-Buddhismus

Wie gut ein Ziel fokussiert werden kann, hängt wesentlich von der Entfernung ab, die zur (Ziel-)Scheibe eingenommen wird. Wenn ich Klient*innen ihre Abschusslinie selbst wählen lassen, gibt es welche, die sich von dieser so weit als möglich entfernt positionieren, und andere, die einen möglichst kurzen Abstand zur Scheibe wählen.

Je näher an der Scheibe gestanden wird, desto wahrscheinlicher ist es, dass der Pfeil diese auch trifft. Nicht nur für Leistungsorientierte ist dies (zunächst) wichtig, sondern auch für die Ängstlichen, Unsicheren, an ihren eigenen Fähigkeiten Zweifelnden. Hier erleben sie, dass sie tatsächlich etwas erreichen. Und auch für die, die endlich Antwort auf ihr Tun bekommen möchten, kann eine kurze Distanz zur (Ziel-)Scheibe hilfreich sein, denn der die Scheibe treffende Pfeil ist nicht nur deutlich sichtbar, sondern auch hörbar.

Wird nun eine größere Entfernung zur (Ziel-)Scheibe ausgesucht, so kann das darauf hindeuten, dass eher Fernziele für sich gewählt werden, die noch weit entfernt in der Zukunft liegen. Das Erreichen eines bestimmtes Zieles steht dann vielleicht gar nicht so sehr im Vordergrund, sondern eher der Weg, dem Pfeil hinterher sehen können, wie er durch die Luft fliegt, bevor er die (Ziel-)Scheibe trifft (oder auch nicht).
„Der Weg ist das Ziel". Diese Aussage ist im Zuge von Achtsamkeitstrainings sehr positiv besetzt, verlagert sie doch die Gewichtung vom zum erreichenden Ziel auf das Geschehen und dessen Entwicklung.
Die Schattenseite davon kann jedoch eine Laissez-faire-Haltung sein, eine Gleichgültigkeit, wohin das Ganze eigentlich gehen soll, und damit letztendlich eine Willkürlichkeit des Tuns.

Für diejenigen, die eher ergebnisorientiert sind, kann die Ferne die Herausforderung, aber auch eine Befreiung sein. Für andere, die eher ziellos sind, kann dies eher deren Struktur und Muster verstärken. Für sie gilt es vielleicht herauszufinden, warum sie sich keine nahen und somit auch tatsächlich erreichbaren Ziele setzen. Haben sie erlebt, dass sie an ihren gesetzten Zielen scheiterten und dafür abgelehnt, ausgelacht oder verurteilt wurden, dann ist es ganz bestimmt ungefährlicher, sich gar kein eindeutiges Ziel mehr zu suchen, oder vielleicht die Haltung zu entwickeln, dass sowieso kein Ziel es wert ist, es zu erreichen.

Je näher der Abstand zur (Ziel-)Scheibe gewählt wird, desto präsenter wird diese. Manche berichten von ihrem Gefühl, erst durch eine Erlaubnis so nah an die Scheibe herankommen und agieren zu dürfen. Diese Erlaubnis muss manchmal von außen erfragt werden; manchmal genügt es, sich diese selbst zu geben.

Oft erlebe ich, dass sich etwas wandelt, wenn sich der (Ziel-) Scheibe genähert wird. Für manche löst dies eher Gefühle der Unsportlichkeit aus, denn so nah vor ihr stehend stellt diese nun keine echte Herausforderung mehr da. Für andere ist dieses Face-to-Face zur Scheibe ein Moment der direkten, unmittelbaren Konfrontation, der nicht mehr ausgewichen werden kann. Nah an der (Ziel-)Scheibe zu stehen, kann beängstigend sein. Oftmals tauchen dann in aller Deutlichkeit die gefürchteten Situationen auf, in denen man unterlegen war oder tief verletzt wurde. Daher ist es für einige meist (noch) unmöglich, sich der (Ziel-)Scheibe so weit zu nähern, dass sie den Aufprall des Pfeiles unmittelbar mitbekommen. Für sie gibt ein gebührend weit gewählter Abstand die nötige Sicherheit, um überhaupt Pfeile abschießen zu können.

Für andere kann gerade diese Option, so unmittelbar vor und mit der (Ziel-)Scheibe zu sein, überaus wichtig sein, um ungehindert auf sie einschießen zu können. Die Scheibe wird dann oft vom neutralen Objekt zum persönlichen Subjekt, der Bedrohung, dem Feind, oder für was sie gerade steht. Diesem direkt ins Gesicht zu sehen, standzuhalten und in Aktion zu gehen, kann dann wortwörtlich not-wendig sein, um endlich heraustreten zu können aus der ehemals erlebten Hilflosigkeit in ein zielgerichtetes und wirkungsvolles Tun.

Ein größerer Abstand zur (Ziel-)Scheibe dagegen verhilft, einen besseren Überblick zu behalten. Der Flug der Pfeile kann verfolgt werden, und auch deren Landung auf der Scheibe. Das Geschehen nun genau mitzubekommen kann ein wichtiger Aspekt für die eigene Sicherheit darstellen.

In der Entfernung liegt auch das Thema des Abschieds. Jeder Schritt weiter weg von der Scheibe kann zu einem weiteren Schritt der Trennung werden. Und wie immer vermag dies einfach oder schwer, befreiend oder belastend sein. Je nachdem, um welchen Abschied es sich handelt, von was sich abgelöst werden muss, kann die Entfernung in eine Erleichterung, vielleicht sogar Befreiung führen, oder Schmerz und Trauer auslösen.

In verschiedenen Phasen des therapeutischen Prozesses kann manchmal die Nähe, manchmal die Distanz zur (Ziel-)Scheibe darin unterstützen, Sicherheit zu erlangen, sich selbst zu vertrauen und in den eigenen Ausdruck zu kommen. Oftmals entsteht ein steter Fluss von annähern und wieder entfernen, konfrontieren und schrittweise zurückweichen. Je mehr Variationsmöglichkeiten dabei für die Klient*innen mit der Zeit möglich werden, desto vielfältiger können sie sich in ihrem Handeln erleben.

Der Auszug – Sich öffnen

Alles ist bereit. Nun gilt es den Bogen zu spannen. Im Optimalfall wird dabei die Sehne durch eine Bewegung der Schulterblätter bis zum Ankerpunkt gezogen. Für manche Klient*innen ist dieser Moment, aufgerichtet und im vollen Auszug zu stehen, einer der Bedeutsamsten. Hier, im besten Fall ganz aufgerichtet, kommen sie mit ihren Fähigkeiten in Kontakt. Denn niemand anderes als sie selbst hat den Bogen zu diesem Halbrund gespannt. Allein sie haben dies bewirkt, und diese Erfahrung kann zu einer Bestärkung des Zu- und Vertrauens in sich selbst führen.

Die Kraft des Bogens wirklich zu meistern, kann eine tiefe, manchmal neue Bestätigung ihres Könnens darstellen. Dies ist vor allem für diejenigen wichtig, die zu oft oder zu stark in ihren Wahrnehmungen verunsichert wurden. Oder für jene, denen schon früh vieles aus der Hand genommen wurde, teils aus übergroßer Vorsicht oder auch aus falsch verstandener Rücksichtnahme, und die dadurch ihre eigenen Fähigkeiten nicht wirklich kennenlernen und erproben konnten.

Im vollen Auszug ist die Kraft des Bogens zu spüren, der sich wie ein Schild vor ihnen wölbt, und Schutz und Sicherheit vermittelt. Vielleicht ist es so möglich, sich zum ersten Mal sicher und beschützt fühlen, vielleicht auch unangreifbar, und damit weniger verletzlich der Welt ausgeliefert.

Womit jedoch im jeden Fall in Kontakt gekommen wird, ist die nun ganz deutlich zu spürende aufgebaute Spannung. Und damit die Frage, ob diese ausgehalten werden kann, oder ob es vielmehr besser ist, diese möglichst schnell wieder loszuwerden.
Spannung ist ein Zeichen von Angespannt-Sein, und dies wiederum oft ein Merkmal dafür, sich in einer brenzligen Situation zu befinden; sozusagen eine Art Alarmsignal, gleich ob es sich dabei um eine reale Situation oder nur um Erinnerungen handelt. Diese Alarmzustände sind oftmals im Körpergedächtnis unausweichlich mit einer Lebensbedrohung verknüpft.

Daher liegt es nahe, diesem Angespannt-Sein im Bogenschießen möglichst ausweichen zu wollen, oder es schnell hinter sich zu bringen: Der Bogen wird nur (ganz) kurz ausgezogen, es wird minimal oder gar nicht geankert und schnellstmöglich der Pfeil abgeschossen.
Oder der Oberkörper flüchtet im Ausziehen nach hinten, die Schulter des Bogenarmes wird hochgezogen bzw. die Bogenhand am Griff eingeknickt. Häufig wird auch der Atem an- oder zumindest sehr flach gehalten, um so wenig wie möglich hörbar zu sein und damit für das Bedrohliche aufzufallen.

Es gibt noch etwas anderes, was für das Ausziehen des Bogens von Bedeutung ist. Es muss nämlich zuvor etwas eigentlich sehr Abwegiges getan werden: Nachdem sich seitlich vor die (Ziel-)Scheibe positioniert und aufgerichtet wurde, muss der Kopf Richtung Scheibe gedreht werden. Das bedeutet, dass der Blick nun in eine andere Richtung weist als die Körpervorderseite; der Ort, an dem alle lebenswichtigen Organe beherbergt sind. Den Kopf und damit Blick in derselben Richtung wie die Körpervorderseite zu halten, bedeutet die Kontrolle über mögliche Angriffe zu haben. Wird dieser jedoch von der Körpervorderseite abgewandt, so wird diese Kontrolle aufgegeben. Genau dies geschieht nun beim Bogenschießen. (Aber dafür ist der Bogen, wie schon zuvor beschrieben, wie ein Schild vor dem Körper aufgespannt).

Es gibt nun ein Organ auf der Körpervorderseite, bei dem die Vorstellung, sich damit (schutzlos) auszuliefern für viele besonders erschreckend wäre. Dies ist das Herz. Um in den vollen Auszug zu kommen, muss auch der Brustbereich und damit die Herzgegend geöffnet werden.
Manche lieben gerade diesen Moment, denn er lässt sie mit einen Gefühl der Weite in Kontakt kommen, das sie tief durchatmen lässt. Oftmals ist dies verbunden mit einer tief empfundener Freude, sich dem Unendlichen hingeben zu können, einem Vertrauen darin, geschützt und wehrhaft zugleich, aufgehoben zu sein.

Wie immer kann es jedoch auch ganz anders sein. Denn wer ein tief verwundetes Herz hat, kann diese Weitung kaum genießen und kommt dabei eher mit angst- oder leidvollen Gefühlen in Kontakt. So legte ein Klient, nach dem er vergeblich versucht hatte, in den Auszug zu kommen, und ich ihn bat, seinen Impulsen nachzugehen, den Bogen auf den Boden, krümmte seinen Oberkörper zusammen, schlang beide Arme eng um sich und begann bitterlich zu weinen.

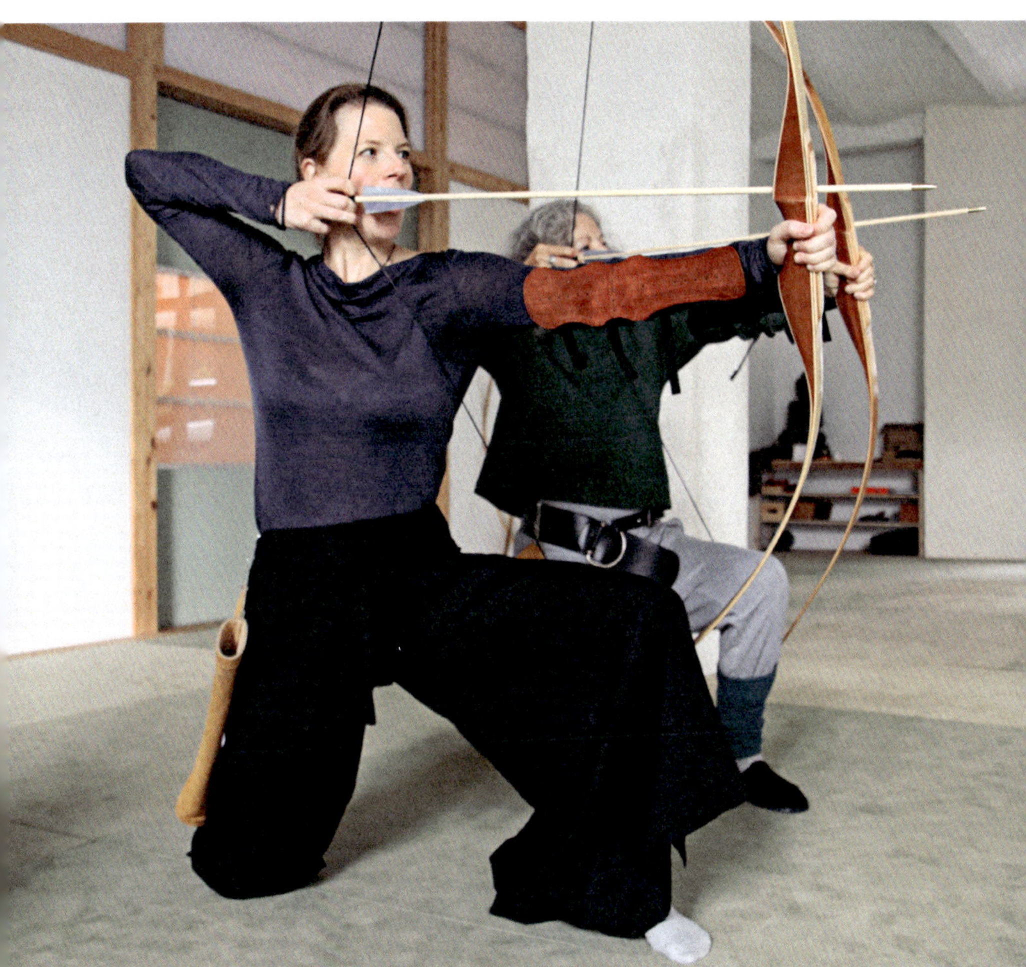

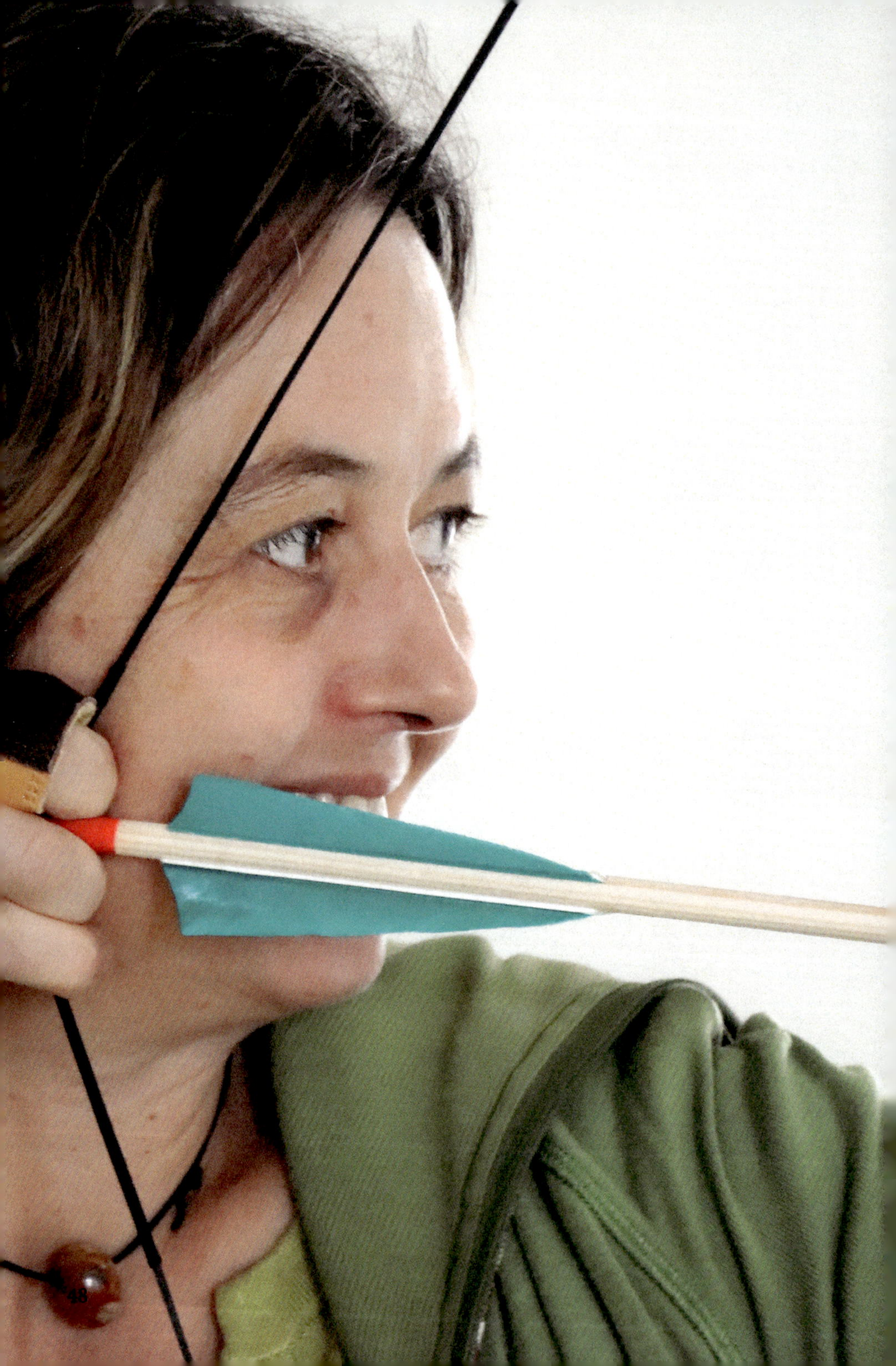

Ankern und sich verankern

Bevor der Pfeil nun endgültig fliegt – oder auch nicht – muss die Sehne in den Gesichtsbereich zum sogenannten Ankerpunkt gezogen werden. Für den technischen Aspekt ist dieser ein Fixpunkt: Um einen Ablauf zu erlernen und erfolgreich wiederholbar machen zu können, braucht es bestimmte, immer gleichbleibende Faktoren. Da es nun bei traditionellen Langbögen keine Stabilisatoren gibt, der Stand auch, gerade wenn draußen geschossen wird, immer etwas abgeändert werden muss, ist der Ankerpunkt der (Ver-)Ortungspunkt. Dies setzt natürlich voraus, dass er immer gleichbleibt – was meiner Erfahrung nach jedoch auch nicht unbedingt zutreffen muss.

Der Ankerpunkt stellt zuallererst eine Begrenzung dar: Bis hierher wird die Sehne ausgezogen, und nicht weiter. Kann diese Grenze angenommen und akzeptiert werden? Wird ihre Dehnbarkeit ausgelotet oder muss über sie hinaus gegangen werden?
Erleben sich Klient*innen selbst als unbegrenzt, fällt es ihnen eher nicht so leicht, sich dieser Begrenzung hinzugeben. Diese wird von ihnen mit Beengung und Einschränkung assoziiert, was sie vielleicht schon zu oft in ihrem Leben erfahren haben, und wogegen sich etwas in ihnen mit aller Macht sträubt. Doch wird die Begrenzung des Ankerpunktes nicht respektiert, führt dies letztendlich zu einer Willkürlichkeit des Geschehens, auf die ich gleich noch näher eingehe.

Auch andere, die ihre eigenen Grenzen und Begrenzungen kaum wahrnehmen, entwickeln schwerer ein Gefühl für ihren Anker. Oftmals fehlt bei ihnen das Ankern ganz oder wird überzogen.
Kann und wird der Ankerpunkt eingenommen, so vermag dies letztendlich zu einer positiven Grenzerfahrung zu werden. In der höchsten gehaltenen Spannung wird ein deutlich spürbares *„bis hierher"* erfahren, was dabei helfen kann, dies mehr und mehr auch für sich selbst zu entwickeln.

Der Ankerpunkt ermöglicht ein Nachspüren, ob jetzt wirklich der Moment ist, den Pfeil freizugeben, oder dies eher nicht zu tun. (Dann kann die Sehne nochmals langsam zurückgenommen werden.) Es ist der Ort, an dem noch einmal zur Ruhe gekommen wird, ein Ort des letzten Innehaltens.

Der Ankerpunkt erlaubt zu überprüfen, was nun tatsächlich ansteht und stimmig ist. Dies bedeutet, die Kontrolle über das Geschehen auch noch im letzten Moment zu behalten, und damit nicht einer Willkürlichkeit, einer nicht zu beeinflussenden Situation, unterworfen zu sein, sondern ganz im Gegenteil diese Situation zu steuern. Sowohl für diejenigen, die ein starkes Bedürfnis nach Sicherheit haben, als auch für all jene, die bisher kaum positive Erfahrungen mit ihrer eigenen Wirksamkeit machen konnten, ist dies ein unschätzbares Geschenk.

Doch es kann auch wie immer Schattenseiten geben.
Beim bewussten Einnehmen des Ankerpunktes gibt es für einen winzigen Moment nichts zu tun. Dies mag für einige unbedeutend oder vielleicht sogar erholsam sein, andere wiederum werden dabei eher unruhig. Anhalten wird als unnötig empfunden, hindert es doch am zügigen Weitermachen. Sich tatsächlich für einen Augenblick auszuruhen, Pause zu machen, können sie sich nur schwer erlauben. Manche haben die Vorstellung, dass alles zum Stillstand kommt, geben sie dieser „Schwäche" nach.

Jedes Innehalten ist ein Moment der Stille. Und in jedem dieser Momente kann etwas deutlicher spürbarer werden, das wegen aller Geschäftigkeit und Ablenkungen nicht gefühlt werden konnte – und mochte. Das kann z.B. die Angst vor dem Versagen sein, einen Treffer zu landen, oder überhaupt den Pfeil freizugeben, oder das Bewusstwerden der aufgebauten Spannung und der darin liegenden Kraft. Ist dies mit Befürchtungen, z.B. vor Verletzungen oder Zerstörung verbunden, neigen diese Menschen eher dazu, den Ankerpunkt nur oberflächlich zu streifen, bzw. diesen erst gar nicht aufzusuchen.

In diesem Moment der Stille verankern sich die Klient*innen in sich selbst. Doch wenn der eigene Körper kein sicherer Ort ist, sondern einer, mit dem sich nicht verbunden werden möchte, da er zu oft missbraucht und misshandelt wurde, ist dies für sie kaum auszuhalten. Auch hier ist die Vermeidung, und von der Begleitung die Erlaubnis dazu, erst einmal notwendig, um sich irgendwann langsam dem eigenen Körper wieder anvertrauen zu können.

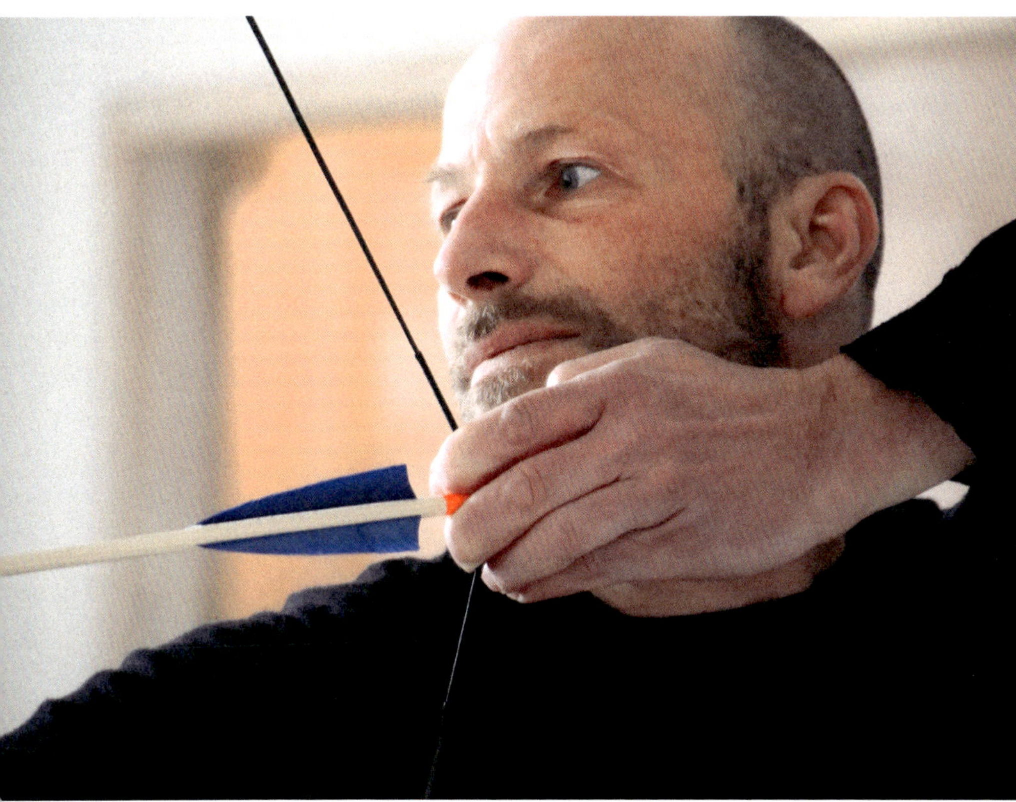

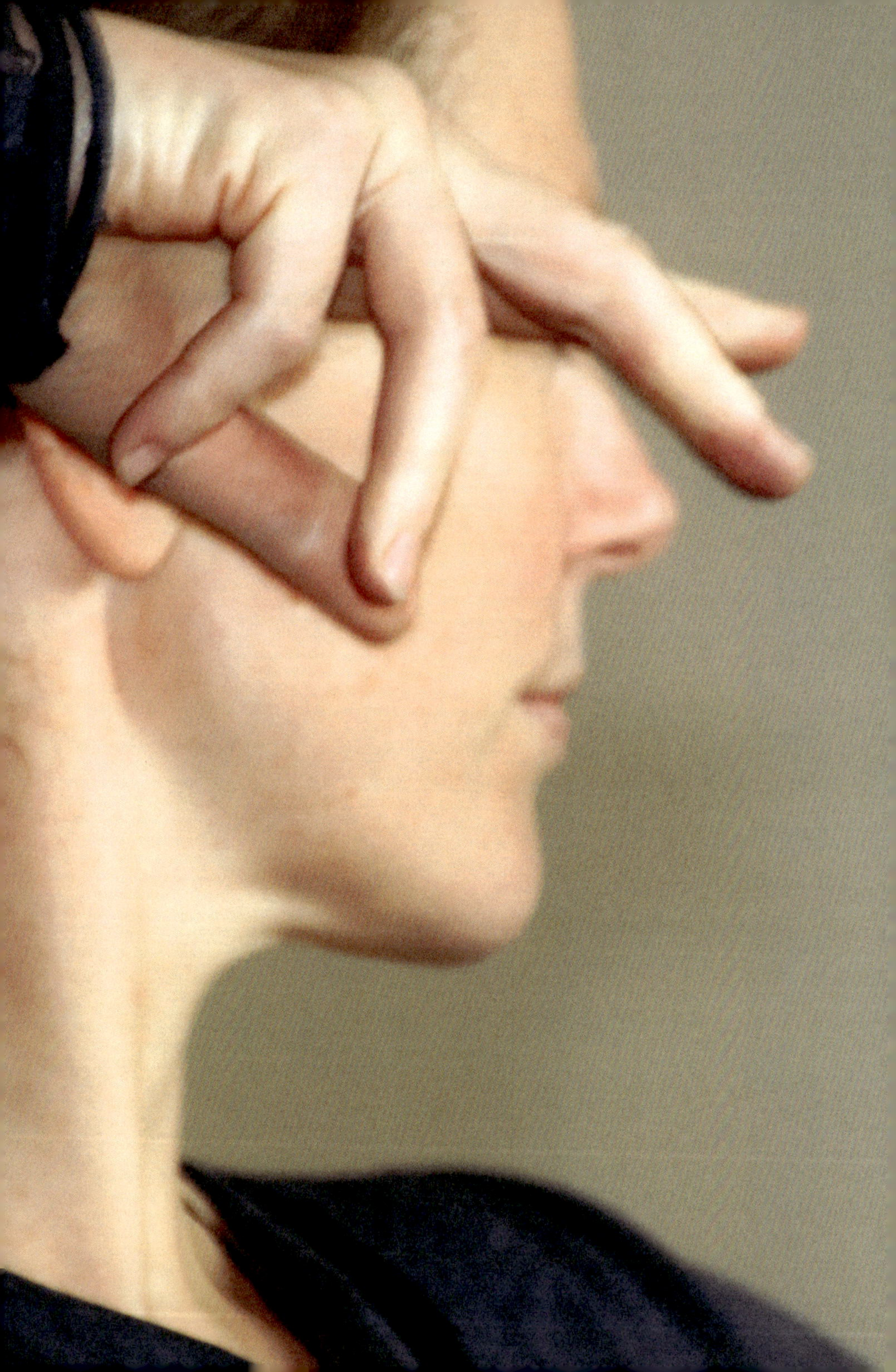

Release – Das Loslassen

Ein weiteres naheliegendes und zentrales Thema beim Bogenschießen ist das Loslassen, oder wie es in der Fachsprache heißt, der „Release". (Die Übersetzung hierfür lautet „etwas freigeben", oder „in Freiheit setzen"). Das Symbol dafür ist der fliegende Pfeil, abgegeben von der Sehne mit all der Spannung und Kraft, die zuvor mit dem Bogen aufgebaut wurde. Jeder vorangegangene Schritt des Ablaufs war die Vorbereitung für diesen Moment, den Höhepunkt des Ganzen, weswegen überhaupt der Bogen gespannt und der Pfeil eingelegt wurde.

Zweifel und Befürchtungen, aber auch Hoffnungen und Erwartungen tauchen auf: Zweifel darüber, alles richtig gemacht zu haben oder wirklich gut genug dafür zu sein; Befürchtungen, zu versagen oder etwas kaputt zu machen; Hoffnungen und Erwartungen eines genau richtigen Treffers. Das kann manchmal zu einer emotionalen Achterbahn von Angst, Erleichterung, Triumph oder Enttäuschung werden, je nachdem was geschieht.

Alles ist getan, was getan werden musste; nun heißt es, den Pfeil loszulassen. Oder wie es einer meiner Lehrer einmal sehr treffend formulierte:

„It´s not a question of letting go but of not holding anymore".
(Es ist nicht eine Frage des Loslassens, sondern des nicht mehr Festhaltens).

Loslassen geschieht, indem nicht mehr festgehalten wird. Es bedeutet, darauf zu vertrauen, dass all das, was gut vorbereitet wurde, nun auch zu einem guten Ende führen wird. Und es verlangt, sich letztendlich dem Unvermeidlichen und oft auch Ungewissen hinzugeben. In der vollen Spannung stellt sich die Frage, inwieweit und ob überhaupt das Festhalten aufgeben werden kann, und was dieses Aufgeben erschwert oder verhindert.

Der Pfeil wird, sobald er freigegeben ist, unaufhaltsam fliegen. Er ist nicht mehr zu beeinflussen. Was dann folgt, ist nicht hundertprozentig vorhersehbar und kann vor allem nicht mehr rückgängig gemacht werden.

Ist in der eigenen Lebensgeschichte eindrücklich erlebt worden, dass Situationen des Loslassens oder Abgebens schwerwiegende Konsequenzen nach sich zogen, wird es sehr wahrscheinlich schwerer fallen, den Pfeil freizugeben.
Vielleicht gab es in der Biographie Verlusterfahrungen, wie Trennungen oder Todesfälle, die lehrten, dass das, was einmal weg ist, nie mehr zurückkommt. Oft erwächst daraus eine tiefe Sehnsucht nach Beständigkeit und Sicherheit; das Bestreben, so lange wie möglich die Kontrolle zu haben und festzuhalten, was weggehen möchte und eigentlich auch muss.

Dies betrifft auch alte Überzeugungen und Glaubenssätze. Obwohl diese mit der jetzigen Lebenserfahrung nicht mehr übereinstimmen müssen, ist es doch oft schwer, sie freizugeben und loszulassen. Denn was kommt dann? Das Alte ist zwar schmerzhaft und beengend, aber immerhin bekannt und vertraut.

Für mache der Klient*innen ist das Freigeben des Pfeiles mit zwei Ängsten verbunden: der einen, dass auf ihre Aktion eine heftige Gegenreaktion erfolgen wird, und der anderen, nun selbst Täter*in zu werden. Schaffen sie es durch eine Sicherheit gebende, ermutigende und auch neugierig machende Begleitung, sich zu (ver-)trauen, den Pfeil abzuschießen, kann dies eine für sie erleichternde, beruhigende und manchmal auch heilsame Erfahrung werden. Treffen sie dabei die Scheibe, so geht diese weder in einen Angriff über, noch wird sie durch die Pfeile ernsthaft verletzt oder gar zerstört. Und fliegen die Pfeile daneben, werden sie einfach durch das Netz sanft abgefangen.
Dies Erleben ermöglicht ihnen, sich mehr und mehr ihren weggesperrten Gefühlen stellen zu können: ihrer Aggression und Wut, oder auch ihrer Lebendigkeit und Freude, die früher nicht zugelassen werden durften. Durch den Pfeil können Gedanken und Gefühle nach außen gelangen und sich ausdrücken. Dies zuzulassen kann für die Klient*innen bedeuten, zu erfahren, dass es sich bei diesem einst schlimmen Gedachten und Gefühlten einfach nur um einige von vielen Gedanken und Gefühlen handelt, die sie in sich tragen. Und dass diese nicht die Macht und Herrschaft über sie haben.

Es können Erinnerungen, Situationen oder Personen losgelassen werden. Das kann zögerlich, ängstlich, schmerzlich, erleichternd oder befreiend sein. Nichts davon muss mehr weiter ausgehalten und mitgetragen werden. Im Loslassen liegt das Entlassen und oftmals auch eine Entlastung. Und wie so oft stellt sich auch hier die Frage, ob sich dies auch zugestanden werden darf.

Das Wunderbare beim Bogenschießen ist, dass der Pfeil und das mit ihm nach außen gebrachte nicht nur eindeutig nach draußen fliegt, sondern auch eine klare, unübersehbare und unüberhörbare Wirkung hat, sobald er die (Ziel-)Scheibe trifft.
Für viele ist diese Resonanz ihres Tuns bestärkend. Für andere jedoch, die immer zu viel Resonanz, Reaktion und Antwort auf ihre Äußerungen bekamen, die davon überladen wurden und fast daran erstickt sind, ist es oft wohltuend und erleichternd, die (Ziel-)Scheibe einfach ignorieren zu dürfen und frei ins Netz zu schießen. Einmal nichts erwidert zu bekommen, kann für sie zur wahren Befreiung werden.
Und genauso kann es erlösend sein, all dies, was sich im Innern bewegt, beschäftigt und belastet, in das Weite des Netzes zu schießen und dort einfach verpuffen zu lassen.

Auch für jene, die sich noch nicht festlegen wollen oder können, vermag das Schießen ins Netz eine wunderbare Möglichkeit sein, mit den Unendlichkeiten von Optionen spielen und experimentieren zu können. Und manchmal ist es auch bedeutsam, dass die ins Netz geschossenen Pfeile kreuz und quer davor auf dem Boden zu liegen kommen. So berichteten Teilnehmerinnen meiner Ausbildung, dass sie hier dieses entstandene „Chaos“ erstaunlich gut aushalten und sogar schön finden könnten.

So oder so: Endlich kann das, was sich bisher nicht zeigen und ausdrücken durfte, gesehen und gehört werden – von den Klient*innen selbst und auch von der Begleitung als Zeug*in und Repräsentant*in der Welt.

Nachhalten – der Nachhall

Der Pfeil ist gelandet. Vielleicht im Netz und von dort auf dem Boden, oder sichtbar auf der Scheibe. Gleich wo – dies Ergebnis gilt es anzusehen, wahrzunehmen und letztendlich zu akzeptieren. Dies zu können steht und fällt oft mit der eigenen Bewertung: War dies ein guter Schuss?
Ist der Pfeil da, wo ich ihn haben wollte? Wenn ja, dann kann das Ergebnis meist leicht angenommen werden. Was jedoch, wenn der Pfeil gar nicht dort landet, wo er sollte? Kann dies ausgehalten und sich verziehen werden?

Das sog. Nachhalten nach der Freigabe des Pfeils ist nicht nur das Aufrechterhalten der Spannung für einen weiteren Moment, sondern vor allem auch ein bewusstes Nachklingen-Lassen des Pfeilfluges und seiner Landung – ein Nachhallen.
Was geschehen ist, ist geschehen; die Vergangenheit wechselt innerhalb des Bruchteils einer Sekunde zu Gegenwart. Der Nachhall gleicht einem Echo, das auch innerlich widerhallt: Was bewirkt dies Ergebnis bei mir?

Der Segen und (manchmal) Fluch beim Bogenschießen ist, dass das Ergebnis selbst weder manipuliert noch irgendwie umgedeutet werden kann. Dort wo die Pfeile landeten, landeten sie. Das eigene Tun wird somit eindeutig widergespiegelt und mit der Realität konfrontiert. Den geschaffenen Tatsachen ins Auge zu sehen und sie zu integrieren, kann zur Herausforderung werden.
Das Ergebnis anzusehen ermöglicht es, die eigene Einschätzung zu überprüfen. Dies muss nicht unbedingt bedeuten, dass sich selbst überschätzt wird, denn oftmals haben Klient*innen eher wenig oder kaum Vertrauen in ihr Können und ihre Wirksamkeit. Dann ist ein Pfeil, der auf der Scheibe landet, eine Manifestation des vorher für unmöglich geglaubten.

Selbstwirksamkeit bedeutet, nicht weiter Situationen ausgeliefert zu sein, sondern selbst wirksam sein zu können. Es bedeutet, dass das eigene Tun eine Wirkung hat und nicht länger ignoriert werden kann.
So schön sich dies anhört, kann es doch auch eine erschreckende Vorstellung sein. Denn wenn das eigene Tun eben nicht den gewünschten Erfolg hatte und der Pfeil daneben flog oder nicht dort traf, wo er sollte, befürchten manche, abgelehnt zu werden. Dies kann jedoch auch bei einem Treffer geschehen, wenn sie sich nämlich, aus der Überzeugung heraus, nicht gut oder gar besser sein zu dürfen, diesen Treffer gar nicht erst erlauben. Gleich, was der Ursprung ist: Für diese Klient*innen ist es erst einmal ebenso unmöglich, dem Pfeilflug wirklich hinterher zu sehen, wie auch offenen Auges mitzubekommen, wo der Pfeil tatsächlich landet.

Mit dem Nachhall geht ein Zyklus des Bogenschießens zu Ende. Einem Ende, das auch abgeschlossen und beendet werden muss. All die Erfahrungen und vielleicht Erkenntnisse, die darin gemacht wurden, können in den nächsten Pfeil mit einfließen, um weiter vertieft und erforscht zu werden.

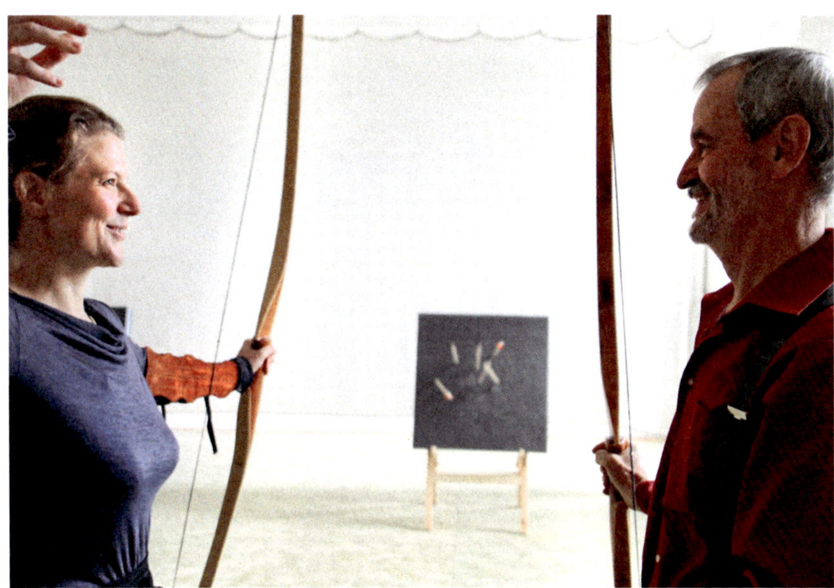

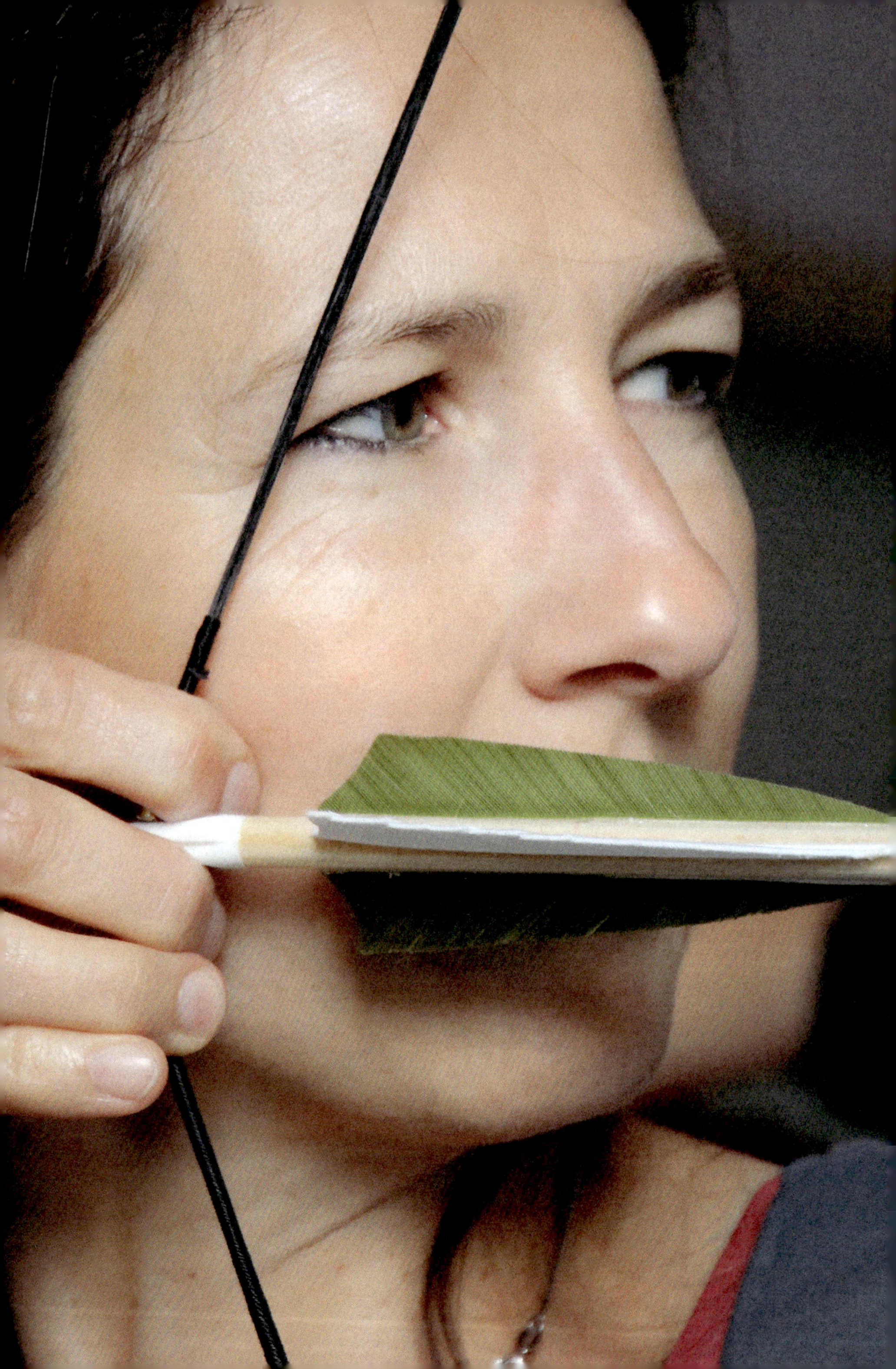

KAPITEL 3

Therapeutische Arbeit mit dem Bogen

In den vorangegangenen Kapiteln habe ich schon angedeutet, dass ich das Bogenschießen vor allem als Möglichkeit betrachte und nutze, mehr und tiefer mit sich selbst in Kontakt zu kommen. Im Folgenden möchte ich nun mein Verständnis der therapeutischen Arbeit mit dem Bogen näher beschreiben. Die Bezeichnung „Therapeut*in" verwende ich dabei hauptsächlich in der Übersetzung „Begleiter*in", da ich dies als die wesentlichste therapeutische Aufgabe verstehe.

› Der Fokus der Körperpsychotherapie

Ich verstehe meine Art des therapeutisches Bogenschießen als eine Form der Körperpsychotherapie. Diese nutzt den Körper als Medium, um Zugang zu dem zu bekommen, was sich im Inneren bewegt, was einen beschäftigt; zu dem, was Ursprung des Denkens, Fühlens und Handelns ist.
Dahinter stehen die Annahme und Überzeugung, dass Körper, Geist und Seele untrennbar miteinander zusammenhängen und ineinander verwoben sind. Jeder Teil kann den anderen beeinflussen und wiederum von ihm beeinflusst werden. Alle tauschen ständig Informationen untereinander aus, ergänzen und berichtigen diese, um so gegenseitig immer wieder auf dem bestmöglichen und aktuellen Erfahrungsstand zu sein.
Kann der Geist Gedanken, Gefühle und Handlungen in ihren Bedeutungen und Aussagen abschwächen oder dramatisieren, so ist im Gegensatz dazu der Körper in seinem Ausdruck wahrhaftiger.

Natürlich wird auch am eigenen Körpererscheinungsbild und -ausdruck manipuliert, um möglichst begehrenswert, liebenswürdig, offen, mutig, stark und vieles mehr zu erscheinen. Doch für Momente, oft in kleinen, unbeachteten Bewegungen, zeigt der Körper, was hinter der Fassade wirklich los ist. Diese oft unwillkürlich auftretenden Bewegungen zu beachten, spielt in der Körperpsychotherapie eine wichtige Rolle.

Das kurze Zucken der Mundwinkel, ein Schauer, der über den Rücken läuft, Mikrobewegungen wie das Trommeln eines einzelnen Fingers auf dem Bogengriff, oder die Hand, die sich merklich immer weiter zusammenzieht – all dies wird nicht als zufällige Bewegung betrachtet, sondern als Bemerkung des Körpers. Als solche kann sie das gerade Erzählte oder Getane kommentieren oder ein Ausdruck dessen sein, was ungesagt und ungetan blieb, oder gar nicht verbal vermittelt werden konnte. Dies ist besonders bedeutsam, wenn eine sogenannte Regression auftritt, also ein Rückzug auf eine frühere Stufe der Persönlichkeitsentwicklung, oder wenn sich ein frühkindliches Trauma zeigt. Denn zu dieser Zeit gab es noch keine Wort-Sprache, in der das Gefühlte ausgedrückt werden konnte. Dann ist der Körper mit seiner Sprache derjenige, der einzig berichten kann.

Die meisten Klient*innen haben in ihrem Leben erfahren, dass bestimmte Gedanken, Gefühle und Handlungsweisen anerkannt und erwünscht sind, während andere abgelehnt werden. Innerlich wird abgewogen, welche Konsequenzen es haben könnte, sich mit diesen trotzdem zu zeigen, und ob sie bereit sind und es sich leisten können, den Preis dafür zu zahlen. Oft wird daher schon früh erlernt, dass es besser ist, nicht alles auszusprechen, was gedacht, und nicht alles auszudrücken, was gefühlt wird. Das eigene Erleben und Empfinden werden beschönigt oder gar zensiert. Doch der Körper vergisst nicht, was sie wirklich dachten, fühlten oder tun wollten. In all diesen kleinen, manchmal unscheinbaren Bewegungen erzählt er seine Version der Geschichte. Wenn gelernt wird, diese zu bemerken, auf sie zu achten und ihren Inhalt zu verstehen, entsteht ein vollständigeres Bild von dem, was wirklich war und ist.

Da das Bogenschießen zuallererst ein körperliches Tun ist, eignet es sich besonders gut dafür, auf die Ebene des Wahrnehmens und Beobachtens zu gelangen. Dies geschieht, indem die Qualität und Intensität des Wahrnehmbaren erforscht wird: Bleibt es gleich oder verändert es sich?
Wird es vielleicht größer oder schwächer? Ist es bedrückend, beengt, zu- oder abschnürend, weich, fließend, offen ...?
Da diese Fragen einzig aus dem aktuellen Moment heraus beantwortet werden können, führt dieses detaillierte Nachspüren dazu, dass die Klient*innen in der gegenwärtigen Realität bleiben und nicht in Vergangenem verschwinden (was v.a. bei erfahrenen Traumata sehr wichtig ist).

„Was ist am / im Körper gerade jetzt wie zu spüren?"

Auf dieses Einkreisen der körperlichen Empfindungen und Impulse folgt meist ein In-Kontakt-kommen mit bestimmten Gedanken und oder Gefühlen, hinter denen letztendlich bestimmte Überzeugungen und Glaubenssätze liegen.

Vom Körper immer mehr in die Bedeutungstiefen gelangen zu können, beruht auf der Annahme der Körperpsychotherapie, dass alle prägenden Erfahrungen – und damit sind auch pränatale gemeint – nicht einfach verschwinden, sondern im Körpergedächtnis abgespeichert bleiben.
Was im Geist vielleicht schon vergessen, verdrängt oder umgedeutet wurde, ist hier unverfälscht aufbewahrt. Der Körper lügt nicht und verschweigt nichts. In ihm ist alles so, wie es einst empfunden wurde, auch wenn sich daran nicht mehr bewusst erinnert werden kann. Daher stellt der Körper auch, wie es oft in der Körperpsychotherapie heißt, den „Königsweg zum Unbewussten" dar.

Das Unbewusste beinhaltet die Räume des Bewusstseins, die dem sogenannten Alltagsbewusstsein nicht unbedingt zugänglich sind. Und dies aus gutem Grund. Denn in diesen Räumen wurde und wird all das hingelegt und abgelegt, was in früheren und auch jetzigen Zeiten zu verstörend, zu schmerzhaft oder zu ängstigend für die Klient*innen war und ist: all die Erfahrungen, Erkenntnisse, all das Ahnen und Wissen, was ihr Sein in der Welt beeinträchtigen oder gar gefährden könnte.

Es gab Zeiten in ihrem Leben, da hätte das Wissen darum ihr Leben tatsächlich zerstört – sinnbildlich oder wortwörtlich. Denn sie hätten die damit verbundene Enttäuschung, die Desillusionierung, die Wut und den Schmerz über die sich darin zeigende wirkliche Wahrheit nicht ausgehalten und aushalten können. Der Wahrheit zum Beispiel, dass sie verraten und verlassen wurden, manipuliert und für bestimmte Zwecke missbraucht. Dass ihnen vieles verheimlicht wurde und sie mit Lügen lebten. Dass sie nicht wirklich willkommen und erwünscht waren. Und vielleicht dass das, was sie als Liebe betrachteten, gar keine Liebe war.
Hätten sie dies gewusst, wäre ihr Vertrauen in die Welt verloren gegangen, vielleicht sogar ihr gesamtes Lebensfundament ins Wanken geraten. Daher war, und ist es teilweise immer noch, von großer, ja existenzieller, Wichtigkeit für sie, dies in weit entfernten, unzugänglichen Bewusstseinsschichten zu halten.

Als zusätzlichen Schutz haben sich aus ihren bitteren Erfahrungen innere Überzeugungen gebildet, die sie davor bewahren sollen, diese nochmals erfahren zu müssen. Dies „Niemals wieder!" wird zur unumstößlichen Richtlinie des eigenen Denkens, Fühlens und Handelns. Wenn sie also für ihre Liebe verraten wurden, ist es besser nicht mehr zu lieben, sich niemanden mehr nochmals so weit und tief zu öffnen. Und war die Welt um sie herum von Unsicherheiten und Gefahren geprägt, dann ist es sicherer, misstrauisch und vorsichtig zu sein, zu kontrollieren, und ja nichts Neues oder gar Unbekanntes ins eigene Leben zu lassen.
Alles richtet sich an diesem besten Plan fürs Überleben aus, den sie für sich entwickeln konnten. Und in diesem gibt es sehr wenig bis keinerlei Variations- oder gar Experimentierspielraum. Für die Zeiten des Überlebens ist dies auch absolut notwendig. Doch was, wenn es nicht mehr ums reine Überleben gehen muss?

Wie alles, ist auch ein bestimmter Schutz nur für eine bestimmte Zeit sinnvoll. Bleibt er über diese Zeit hinaus jedoch weiter aufrechterhalten, dann wird das, was einst beschützt hat, mehr und mehr zu dem, was einengt.

Denn es hindert daran, die jetzige Realität wirklich erfassen, das Neue darin erkennen zu können. Die Klient*innen agieren dann weiterhin nach dem bewährten Muster, folgen ungeprüft dem, was ihr Überlebens-Plan vorsieht. Unabhängig, ja, fast blind dafür, dass die Jetzt-Zeit eine andere als das Damals sein kann, dass es keine lebensbedrohliche Gefahr mehr für sie gibt. Sondern dass vielleicht ganz im Gegenteil das, was sie sich so sehr wünschen, nun wirklich für sie bereitstehen könnte. So sind sie immer noch auf Überleben getrimmt.

Doch Leben bedeutet, sich dem Fluss des Lebens hinzugeben, seinen steten Wandlungen und Veränderungen. Flexibel zu sein, um spontan und in angemessener Weise auf das reagieren zu können, was einem entgegentritt. Dies kann natürlich nur gelingen, wenn wahrgenommen und zulassen werden kann, was gerade wirklich ist.
Ihre oftmals sehr schmerzhaften, bedrohlichen und ängstigenden Erfahrungen können natürlich nicht rückgängig und ungeschehen gemacht werden. Sie können mit Unterstützung allerdings erfahren und lernen, an ihren daraus entstandenen Überzeugungen zu arbeiten, sie zu prüfen, und zu hinterfragen, ob deren Glaubenssätze auch heute noch Gültigkeit für ihr Leben haben.

Dafür muss oft tief in sich hinabgestiegen werden, damit sie langsam, Stück für Stück ins Tageslicht des Bewusstseins gelangen können. Die Instanz in ihnen, die sie beschützen will, ihre inneren Wächter*innen, werden dies jedoch verhindern wollen – denn gerade die damit verbundenen Erinnerungen sind doch genau das, was einst lebensgefährdend für die Klient*innen war und teilweise noch ist. Und sie werden sie mit all ihren zur Verfügung stehenden Möglichkeiten davor schützen, damit in Kontakt zu kommen.

Wie also zu ihnen gelangen? Es gibt eine Möglichkeit: Eine Sekunde schneller zu sein als diese Wächter*innen. Einen von ihnen unbewachten Moment zu nutzen, eine Situation, die sie nicht mit dem Verbannten in Verbindung bringen, die sie nicht als riskant oder gar gefährlich einschätzen.

Das Bogenschießen ermöglicht genau dies. Die Wächter*innen sind arglos, denn es wird ja nur mit Pfeil und Bogen gearbeitet. Darin ist auf den ersten, zweiten und oft auch dritten Blick für sie keine Gefahr zu erkennen; nichts, was sie jetzt in irgendeiner Weise beunruhigen oder gar alarmieren könnte. Denn was hat Bogenschießen schon mit den gemachten Erfahrungen zu tun?! Es erscheint einfach zu weit weg von der Lebenswirklichkeit. So werden die Wächter*innen in ihrer Aufmerksamkeit etwas nachlässiger. Es gibt weniger Kontrolle, das gesamtes Körper-Geist-Seele-System entspannt sich. Und in dieser Entspannung kann sich der Zugang zu dem öffnen, was ansonsten unter strengster Bewachung liegt.
Nun erst kann herausgefunden werden, was hiervon noch förderlich ist, um die eigenen Potentiale zum Wachsen und Blühen zu bringen. Und ob das, was einmal förderlich war, auch heute noch förderlich ist oder nur blockiert und daran hindert, zu leben.

Das Bogenschießen kann so zu einer Art Türöffner werden. Am ehesten allerdings dann, wenn es einerseits kein bestimmtes Ziel zu erreichen gibt, und andererseits das Tun nicht nur betrachtend begleitet wird.
Als Türöffner kann es wirken, wenn dabei beobachtet wird, was auf körperlicher, gedanklicher und auch emotionaler Ebene geschieht. Wenn die Klient*innen in Resonanz mit dem gehen, was sie durch Pfeil und Bogen erfahren. Das, was gerade ihre meiste Aufmerksamkeit erweckt, und so in ihren Bewusstseinsvordergrund rückt, ist das, worum es gerade geht, und was meiner Erfahrung nach auch gerade wahrgenommen werden soll.
Es gibt für mich dabei keinen Zufall.
Es spielt keinerlei Rolle, ob es sich um eine starke Emotion oder ein leichtes Ziehen in der Magengegend handelt. Nichts ist wichtiger oder banaler als etwas anderes, sondern entspricht einzig dem Ort, an dem die Klient*innen sich gerade befinden, und von wo aus sie zu ihrer ganz eigenen Entdeckungsreise mit dem Bogen starten.

Wenn sie also in ihrem Erleben nicht voran drängen oder gedrängt werden, kommen sie mit dem in Kontakt, mit dem sie gerade in Kontakt treten können. Und in diesem Moment vermögen sie auch das, was als Botschaft für sie darin liegt, anzunehmen und zu verarbeiten.

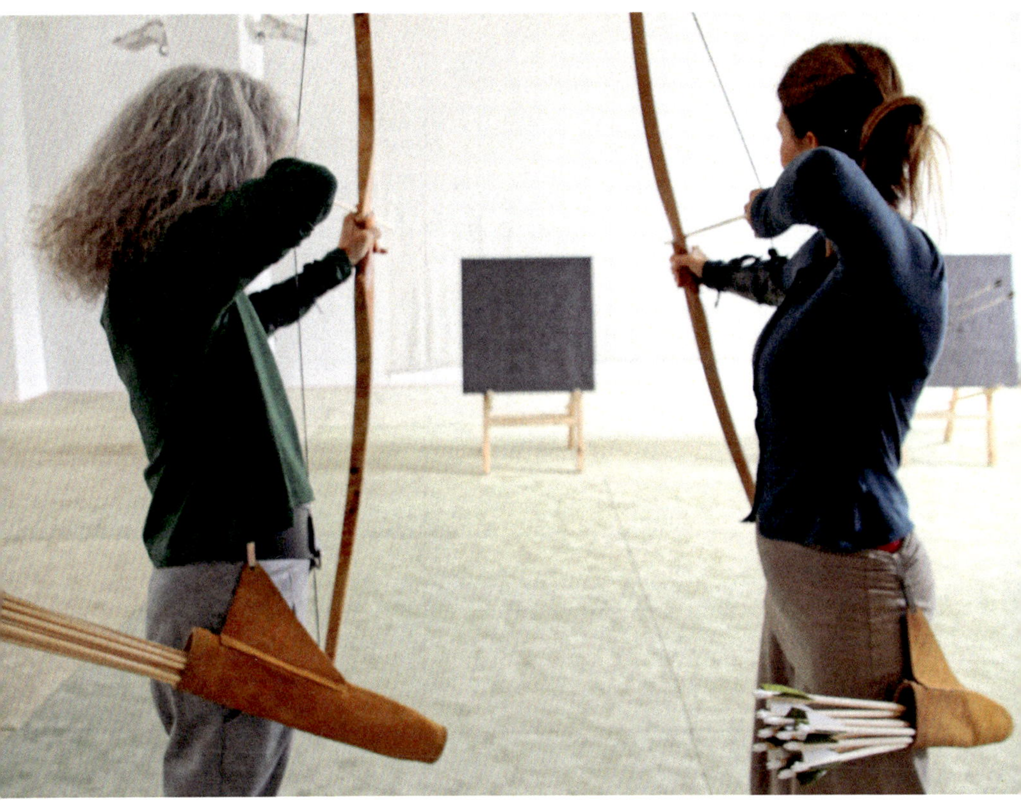

› Die therapeutische Haltung

Das wesentliche an jeder therapeutischen Arbeit ist die Haltung, die die Begleiter*innen ihren Klient*innen und sich selbst gegenüber einnehmen. Wodurch diese für mich in der Arbeit mit dem Bogen hauptsächlich geprägt ist, versuche ich in den folgenden Seiten zu veranschaulichen.

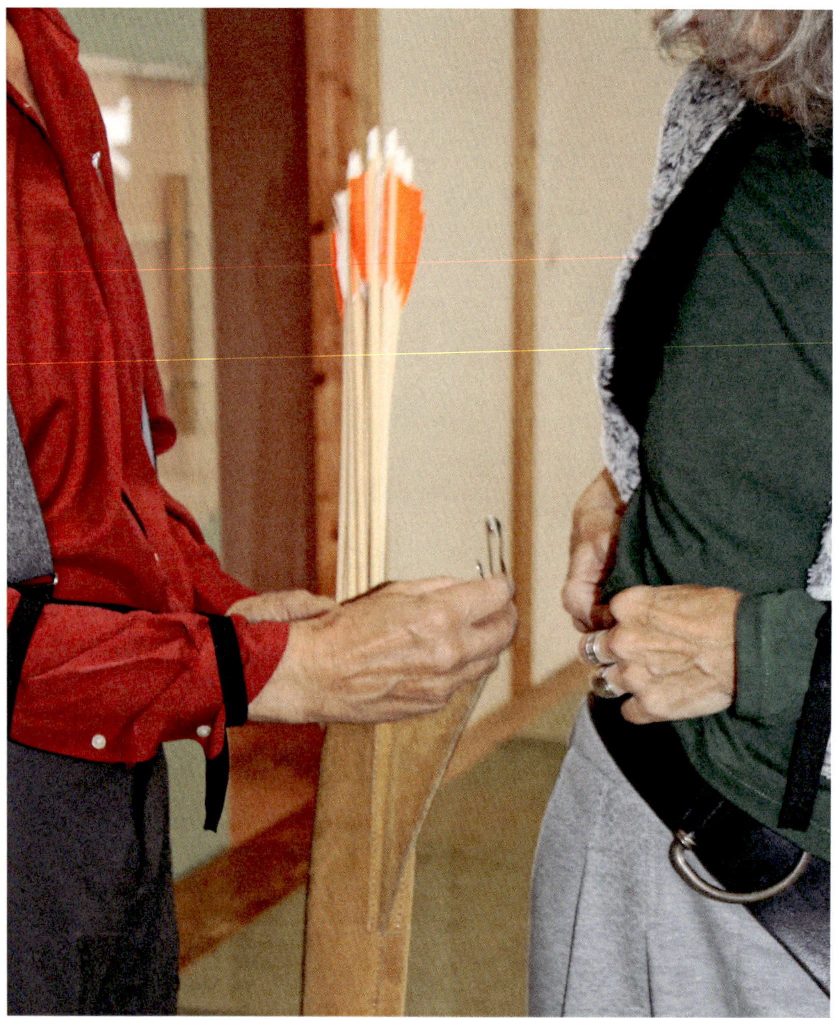

Kein richtig, kein falsch

Der wesentliche Unterschied zwischen dem Bogenschießen an sich und dem therapeutischen Bogenschießen ist für mich der, dass es hier keine Fehler gibt, die sogleich korrigiert werden.
Dennoch gibt es auch hier eine klare Ausnahme bei Haltungen oder Handhabungen, die Sicherheitsregeln verletzen und so zu Verletzungen führen können. Um dies zu vermeiden gehört z.B. für mich dazu, dass vor allem anfangs nur mit Armschutz geschossen wird; dass Pfeile zuerst vom Boden aufgesammelt werden, bevor die anderen aus der Scheibe gezogen werden, und natürlich das Einhalten einer gemeinsamen Schießlinie.
Sicherheit zuerst, denn wir arbeiten mit einer potenziellen Waffe.

„Kein richtig, kein falsch" bedeutet für mich beim therapeutischen Bogenschießen daher vor allem einen anderen Umgang mit Fehlern oder Störendem. Abgesehen von den oben erwähnten Sicherheitsaspekten werden Fehler nicht per se als falsch angesehen und verändert. Ganz im Gegenteil werden sie erst einmal einfach wahrgenommen, möglichst ohne Bewertung und ohne Verurteilung, einfach als eine Bestandsaufnahme:

„Aha, so ist das. Das ist also gerade geschehen".

Durch dieses unzensierte Zulassen eröffnet sich die Möglichkeit, herauszufinden, wie und warum ein bestimmter Vorgang, ein bestimmter Schritt scheinbar nicht möglich ist, was gerade das Tun blockiert oder behindert. Warum sich z.B. mehr als real nötig angestrengt wird, oder wieso am Ende immer dieselbe unbefriedigende, frustrierende oder gar selbstentwertende Erfahrung entsteht.
Der „Fehler" wird als Basis des weiteren Erforschens genutzt und kann so zum Schlüssel werden für das, was oftmals unbewusst lenkt. Welche Überzeugungen immer wieder dieselbe Erfahrung machen lassen, um so wieder und wieder bestätigt zu werden. Können diese Schritt für Schritt in der Bogentherapie entdeckt und erkannt werden, stellt dies auch schon den ersten Schritt für eine Veränderung dar, die freier macht im Denken, Fühlen und Tun.

„Kein richtig, kein falsch" bezieht sich für mich auch auf die Art und Weise des Bogenschießens. Die einzelnen Schritte des Ablauf werden beim therapeutischen Bogenschießen, wie ich es verstehe und lehre, nicht hauptsächlich unter technischen Aspekten gesehen und genutzt. Vielmehr geht es mir zuallererst darum, damit die Wahrnehmung des eigenen Körperempfindens zu schulen. Die sehr individuelle Fähigkeit zur Selbstbeobachtung wird intensiviert, um immer deutlicher und detailreicher mitzubekommen, was gerade wo und wie geschieht.
Dies bedeutet für die Klient*innen auch, anzunehmen und zu akzeptieren, welche Fähigkeiten sie gerade schon besitzen. So ist es z.B. für die meisten am Anfang nicht unbedingt möglich, beim Spannen des Bogens eine aufrechte Haltung beizubehalten, ohne dabei die Schultern hochzuziehen, und gegen die Spannung anzuarbeiten.

Je größer nun das Wissen um die eigene Bewegungsmöglichkeit des Körpers wird, desto mehr lässt sich damit auch experimentieren, um herauszufinden, wie und wie weit diese verändert und erweitert werden kann.
Es gilt dabei zu erforschen, was wie möglich ist und welche Unterstützung hilft: Ist es der Atem, der genutzt werden kann, damit sich die Schultern senken? Braucht es vielleicht einen breiteren Stand, damit eine stabilere Aufrichtung stattfinden kann? Oder müsste gar eine ganz andere Schießposition ausprobiert und eingenommen werden?

In all dem kann es verständlicherweise kein allgemeingültiges richtig oder falsch geben. Alle haben eine ganz eigene, unverwechselbare und nicht austauschbare Art und Weise, wie sie Abläufe umsetzen können.
Kein Körper ist gleich, weder in seiner physischen Ausprägung noch in seinen Bewegungsfähigkeiten. So kann das, was umzusetzen jemandem ganz leichtfällt, für jemand anderes eine große Herausforderung sein. Nicht nur, weil ein bestimmter Ablauf nicht einfach so umzusetzen ist, sondern auch, weil er sich für die jeweiligen Klient*innen nicht stimmig anfühlt.

Ein gutes Beispiel ist hier der Ankerpunkt, der Bereich, an dem die Zughand beim vollen Auszug der Sehne im Gesicht landet. In der Literatur und auch von vielen Bogenlehrer*innen wird er so vermittelt, dass dabei der Zeige- bzw. Mittelfinder den Mundwinkel zu berühren hat.
Aufgrund der Anatomie unserer Hand, die, legen wir die Hand leicht geöffnet und entspannt von unten an unsere zur Seite gedrehte Wange, den Daumen unter dem Kieferknochen einhaken lässt, ist es folgerichtig, dass dann einer der beiden genannten Finger am Mundwinkel zu ruhen kommt. Für manche mag dies tatsächlich der beste Ort zum Ankern sein, doch für andere, die dies zwar auch so ausführen könnten, fühlt es sich unbequem, anstrengend und verkrampft an oder sie fühlen sich damit nicht sicher. Dies kann dann dazu führen, dass sie entweder den Pfeil gar nicht loslassen können oder ihn viel zu schnell, und ohne dies selbst zu bestimmen, abgeben.

Anstatt nun also vorzuschreiben, wie es gemacht wird, sollte eher ermuntert werden, sich auf die Suche nach dem eigenen passenden Ankerpunkt zu machen, gleich ob dieser mit dem gekrümmten Zeigefinger oder der Spitze des Daumens gefunden werden kann. Denn letztendlich kann nur für sich selbst herausgefunden werden, wie sich der Körper zu organisieren hat, um sich dabei wohlzufühlen.

„Das Ziel bist Du."

Darum geht es letztendlich bei meiner therapeutischen Arbeit mit dem Bogenschießen. Nicht um die perfekte Technik, und nicht um die beste Trefferquote. Es gibt keine Sollwerte, kein „So-und-nicht-anders".
Worum es mir wirklich geht, das sind die Klient*innen selbst, ihr Anliegen, ihre Sehnsucht, ihre Vision: die Erfahrungen, die sie machen, die Erkenntnisse, die sie für sich bekommen. Sie allein stehen im Fokus.
Einzigartig und unverwechselbar.

Vom Lob der Langsamkeit

Therapeutische Arbeit mit dem Bogen bedeutet für mich, auf Details zu achten und einzelne Momente des Tuns bewusst wahrzunehmen; kleinste Bewegungsimpulse, geringste Veränderung in Haltung, Ausdruck, Gedanken und Gefühlen – von meinen Klient*innen, und auch von mir.

Wahrnehmung, vor allem genaue, braucht dabei Zeit und Momente des Innehaltens und Verweilens. Zeit, um hinein spüren zu können, was gerade überhaupt wahrnehmbar ist. Sich Zeit lassen, bis die passende Beschreibung für einen Gedanken, ein Gefühl oder der angemessene Ausdruck für einen Impuls gefunden wird.
Dies gelingt nur, wenn ein Entschleunigen des Tuns und Agierens stattfindet. Damit ist nicht unbedingt Zeitlupentempo gemeint, sondern ein Anpassen des Tempos des Tuns mit dem des Spüren- und Fühlen-Könnens. Da das letztere einfach oft länger braucht als z.B. den Bogen zu spannen, ist es hilfreich, immer wieder dazu einzuladen, Pausen zu machen oder einzelnes langsamer auszuführen. So wird die Möglichkeit geboten, bewusster darauf zu achten, was getan wird und was es auslöst. Je besser dies gelingt, desto mehr Hinweise erhalten Klient*innen darüber, was in ihnen vor sich geht, womit sie mit sich in Kontakt kommen. Und zwar nicht nur auf den ersten Blick, sondern auch in den Tiefen ihres Unbewussten.

Verlangsamung ermöglicht überhaupt erst, in Prozesse zu kommen, denn das Interesse liegt ja darin, das Jetzt, die einzige Wirklichkeit, immer feiner zu ergründen. Dafür braucht es eine Entwicklung, die phasenweise voranschreitet.
Neue Erfahrungen und ganz besonders Erkenntnisse, die bisher gewohnten Mustern des Denken, Fühlen und Handels fremd erscheinen, können oft nicht einfach so von jetzt auf nachher angenommen werden. Sie müssen, bildlich gesprochen, gut gekaut werden, damit sie nach und nach auch verdaut werden können. Nur dann ist eine wirkliche Integration möglich, die neue Perspektiven und Möglichkeiten eröffnet.

In der therapeutischen Arbeit mit dem Bogen wird an Türen geklopft, die bisher aus Schutz vor tiefen Schmerz und Leid verschlossen waren. Diese müssen jedoch irgendwann geöffnet werden, um an die Ursprünge heranzukommen, die an der Entfaltung der eigenen Potentiale hindern. Dass dies so manches Mal mit großen Befürchtungen, Widerständen und Fluchtimpulsen verbunden ist, ist verständlich.
Daher ist, sobald sich diesen Türen genähert wird oder sich Bereiche eröffnen, die Neuland darstellen, ein fast minutiöses Vorgehen angesagt:

Vorantasten – Innehalten – Nachspüren – nächster Schritt.

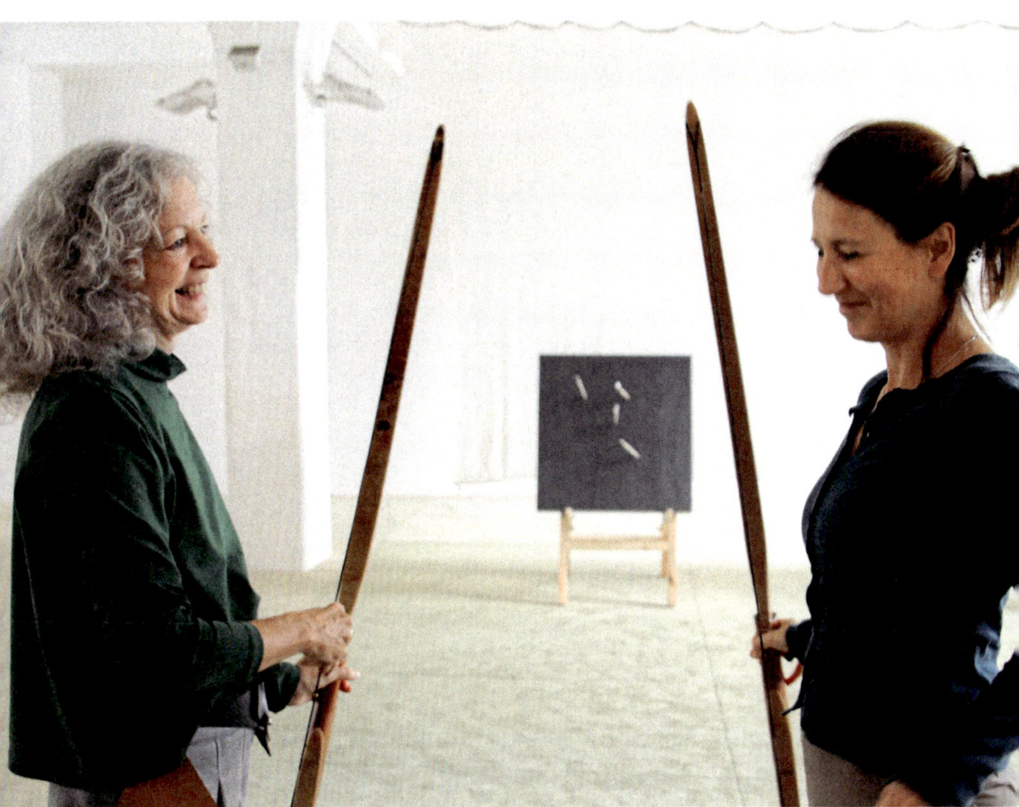

Es gilt noch langsamer zu werden als bisher. Diese Verlangsamung des Geschehens ermöglicht den Klient*innen, immer wieder genau nachspüren zu können, wo sie sich gerade befinden und was sich tatsächlich für sie stimmig anfühlt. Sie lernen ihre Grenzen wahrzunehmen und zu achten und dabei sich selbst mit ihrer Vorsicht, Verletzlichkeit und Unsicherheit anzunehmen. So kann mit ihnen jeden Moment herausgefunden werden, ob sie für den nächsten Schritt sicher genug sind, oder ob es noch etwas braucht, um es für sie sicherer zu machen.
Nichts wird dabei verlangt, was sie noch nicht bereit sind zu tun, oder wohin sie sich noch nicht zu gehen getrauen. Nichts wird dabei künstlich vorangetrieben, nichts übergangen oder abgekürzt.

Das Wissen und auch immer wieder das Vergewissern, dass all dies behutsam und achtsam vor sich geht, bietet den nötigen Halt und die nötige Sicherheit. Erst dann kann sich dem gestellt werden, was bisher furchteinflößend war. Und erst dann vermag langsam eine zarte Neugier auf diese Expedition ins Unbekannte wachsen.
Mit dieser Neugier wächst auch der Mut, weiter voranzuschreiten, auch wenn nicht immer vorhersehbar und berechenbar ist, was als nächstes geschehen wird.
So kann allmählich, Schritt für Schritt, das (zurück-) erobert werden, was im Leben verloren ging oder noch nie zuvor erfahren und gelebt werden konnte.

Innere Achtsamkeit

Meine therapeutische Arbeit am und mit dem Bogen ist Wahrnehmungs-, Entdeckungs- und Experimentierarbeit. Wie weit und tief dabei jeweils in das Wahrgenommene eingetaucht wird, folgt dem Auftrag und vor allem immer wieder dem Interesse meiner Klient*innen. Das Erleben findet dabei stets in diesem unmittelbaren Moment statt, und in dieses gegenwärtige Erleben werden sie immer wieder durch den Bogen und mich geführt.

Beim Bogenschießen haben wir es mit einem klar strukturierten Ablauf zu tun, der wiederum in mehrere Einzelsequenzen unterteilt werden kann, die sich gegenseitig bedingen und aufeinander aufbauen.
Der jeweilige Beginn und das Ende einer jeder dieser Sequenzen ist dabei ganz deutlich von der vorangegangenen oder der nachfolgenden abgrenzbar. Dies erleichtert es den Klient*innen, beim Untersuchen und Erforschen im gegenwärtigen Tun und im Erleben des Geschehens bleiben zu können.

Dieser gegenwärtige Moment, dies berühmte Hier-und-Jetzt, ist der einzige wirklich wahre und reale Moment: Die Vergangenheit ist nicht mehr, die Zukunft noch nicht da. Und somit ist jetzt der einzige Moment, von dem aus Veränderung geschehen kann.
Um die Gegenwart wahrnehmen zu können, muss jedoch in ihr verweilt werden können. Dies geschieht neben dem detaillierten Nachfragen und der Entschleunigung vor allem durch den Zustand der inneren Achtsamkeit. Dies ist ein Ansatz, dem vor allem die Körperpsychotherapiemethode Hakomi®[12] konsequent folgt. Einige ihrer Methoden des Untersuchens, Erforschens und Integrierens verwende ich daher in meiner therapeutischen Arbeit mit dem Bogen.

12) Mehr zu Hakomi ist zu finden unter **www.hakomi.de**

Was bedeutet nun innere Achtsamkeit? Für mich vor allem, den Fokus der Wahrnehmung zu sich zu nehmen, sich selbst in das Zentrum der eigenen Aufmerksamkeit zu stellen.
Für viele von uns, die so sehr gewöhnt sind, nach außen zu lauschen und sich davon leiten lassen, ist es oft eine Art ungewohnter Luxus, sich nur mit sich selbst zu beschäftigen. Daher fällt es den meisten am Anfang nicht so leicht, sich diesen Luxus einfach zu gönnen. (Dabei gibt es eigentlich nichts Wichtigeres und Bedeutsameres als das Erkunden des eigenen Selbst. Denn erst, wenn wir uns kennen, können wir auch beginnen, uns zu verstehen. Und wenn wir uns verstehen, auch beginnen, uns irgendwann zu verzeihen.)

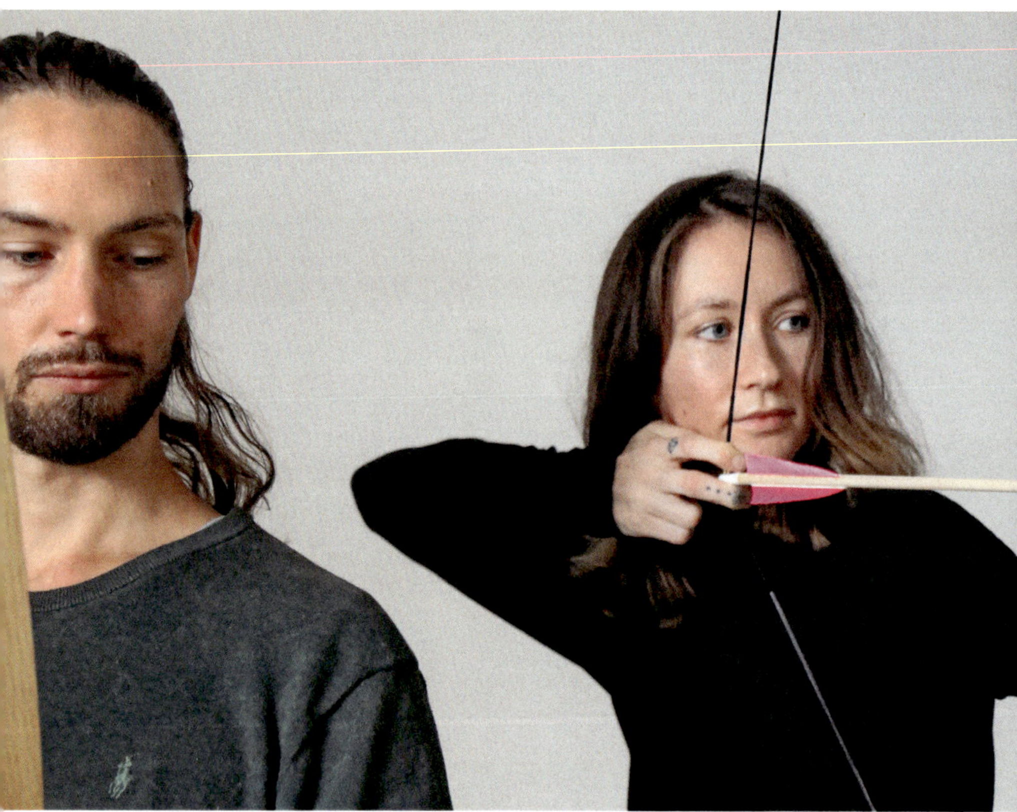

Natürlich ist das, was wir da von uns kennenlernen können, nicht immer nur angenehm. Und so bietet das Außen auch jederzeit verführerische Gelegenheiten, um sich von sich selbst ablenken zu lassen. Eine der Aufgaben in der therapeutischen Begleitung ist es daher, die Klient*innen immer wieder einzuladen, mit sich selbst in Kontakt zu gehen. Soweit dies ihnen eben gerade möglich ist.

Innere Achtsamkeit bedeutet auch, das wahrzunehmen, was wahrgenommen werden kann, ohne es mit Bewertungen zu belegen, und ohne sich für das Maß des Wahrgenommenen zu be- oder gar zu verurteilen.
Das was gerade ist, ist. So und nicht anders. In diesem Moment (was bedeutet, dass es zu einer anderen Zeit anders sein kann). Gleich, ob es sich dabei um klar umrissene, beschreibbare Wahrnehmungen handelt, oder auch um gerade nicht eindeutige oder fassbare, ob es wenig Wahrnehmbares gibt oder jede Menge.
Innere Achtsamkeit versucht nicht, eine Wahrnehmung zu forcieren oder gar zu erzwingen. Es ist ein beobachtendes Hinschauen, Hinhören, Hinspüren und -fühlen. Je weniger Erwartungsdruck da ist, je mehr sich in diesen beobachtenden Zustand hinein entspannt werden kann, desto mehr können mit der Zeit dabei auch unscheinbarere Details wahrgenommen werden.

Wenn die Klient*innen sich nun selbst immer wieder in den Fokus ihrer Aufmerksamkeit und ihres Beobachtens stellen, kommen sie unweigerlich mehr und mehr mit Aspekten ihrer Innenwelten in Kontakt. Welche der vielfältigen Facetten dabei in den Vordergrund ihrer Aufmerksamkeit tritt, ist manches Mal auch für sie selbst überraschend. Daher braucht es neben dem Interesse an sich auch eine gute Portion Neugier und Abenteuerlust, eine Art Entdecker*innen-Mentalität, um sich dieser von Moment zu Moment entwickelnden Reise hingeben zu können.

Wenn bedrohliche Gedanken, Gefühle oder Impulse auftauchen, ist ein bestimmter Aspekt der Inneren Achtsamkeit von größter Bedeutung: Dadurch, dass die Klient*innen beschreiben können, was gerade wie ist, sind sie nicht mit dem Geschehen identifiziert.
Oder andersherum: Nur weil sie nicht mit dem Geschehen identifiziert sind, können sie es beobachten und beschreiben.
Ich verdeutliche dies gern so: Wenn ich ganz nah an ein Gemälde herantrete, bis meine Nase die Leinwand berührt, und dann gebeten werde zu beschreiben, was ich wahrnehme, werden dies vielleicht Farben und wenige schemenhafte Konturen sein. Trete ich jedoch einen Schritt zurück, kann ich erkennen, was tatsächlich alles abgebildet ist und dies beschreiben.
Innere Achtsamkeit ist ein solches Zurücktreten. Durch die damit verbundene Desidentifikation, dies bewusste *„ich nehme wahr, dass …"*, sind die Klient*innen nicht ihr Gefühl, ihr Gedanke, ihr Impuls. Und dies ist ein erster wichtiger Erkenntnisschritt zum Heil(er)-Werden.

Der Zustand der Inneren Achtsamkeit wirkt wie eine Sicherheitsleine.
Sie verhilft, im gegenwärtigen Moment zu bleiben, und verhindert, im Vergangenem abzutauchen und zu verschwinden. Dies ist besonders wichtig, wenn traumatische Erinnerungen auftauchen, die noch nicht angesehen werden können oder in diesem Moment viel zu überwältigend sind. Dann kann es manchmal auch entlastend sein, die Klient*innen einzuladen und zu ermutigen, mit Hilfe ihrer Inneren Achtsamkeit ganz bewusst ihre Aufmerksamkeit woanders hinzulenken, damit sie dem Geschehen nicht weiter emotional ausgeliefert sind, sondern ihre Gefühle besser regulieren können.

Jedoch nicht nur die Klient*innen begeben sich immer wieder während des Therapieprozesses in diesen Zustand. Auch deren Begleitung ist in Kontakt mit ihrer inneren Achtsamkeit. Sie lässt sie aufmerksam sein, wach, gegenwärtig. Sie hilft ihr darauf zu achten, dass durch sie nichts angetrieben und beschleunigt wird. In dieser Haltung, nichts bestimmtes zu wollen oder erreichen zu müssen, kann sie die Klient*innen dabei unterstützen, sich ihren Erforschungen und Erfahrungen offener hingeben.

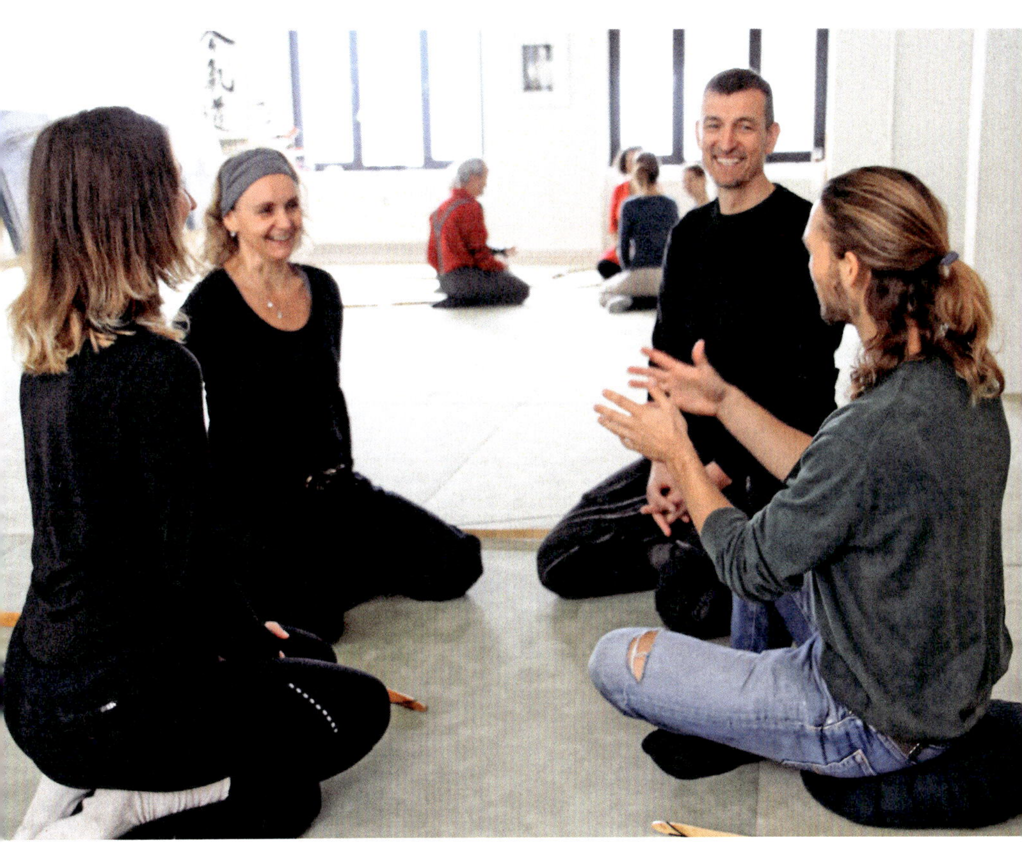

Im Miteinander entsteht so ein Dialog, in dem beobachtet und berichtet wird, was im Hier und Jetzt geschieht, und in dem gemeinsam geforscht und untersucht werden kann, welche Strukturen und Mechanismen bestimmten Gedanken, Gefühlen oder Impulsen zugrunde liegen.
Es begegnen sich so zwei Menschen im besten Falle respektvoll und nicht (be-)wertend.

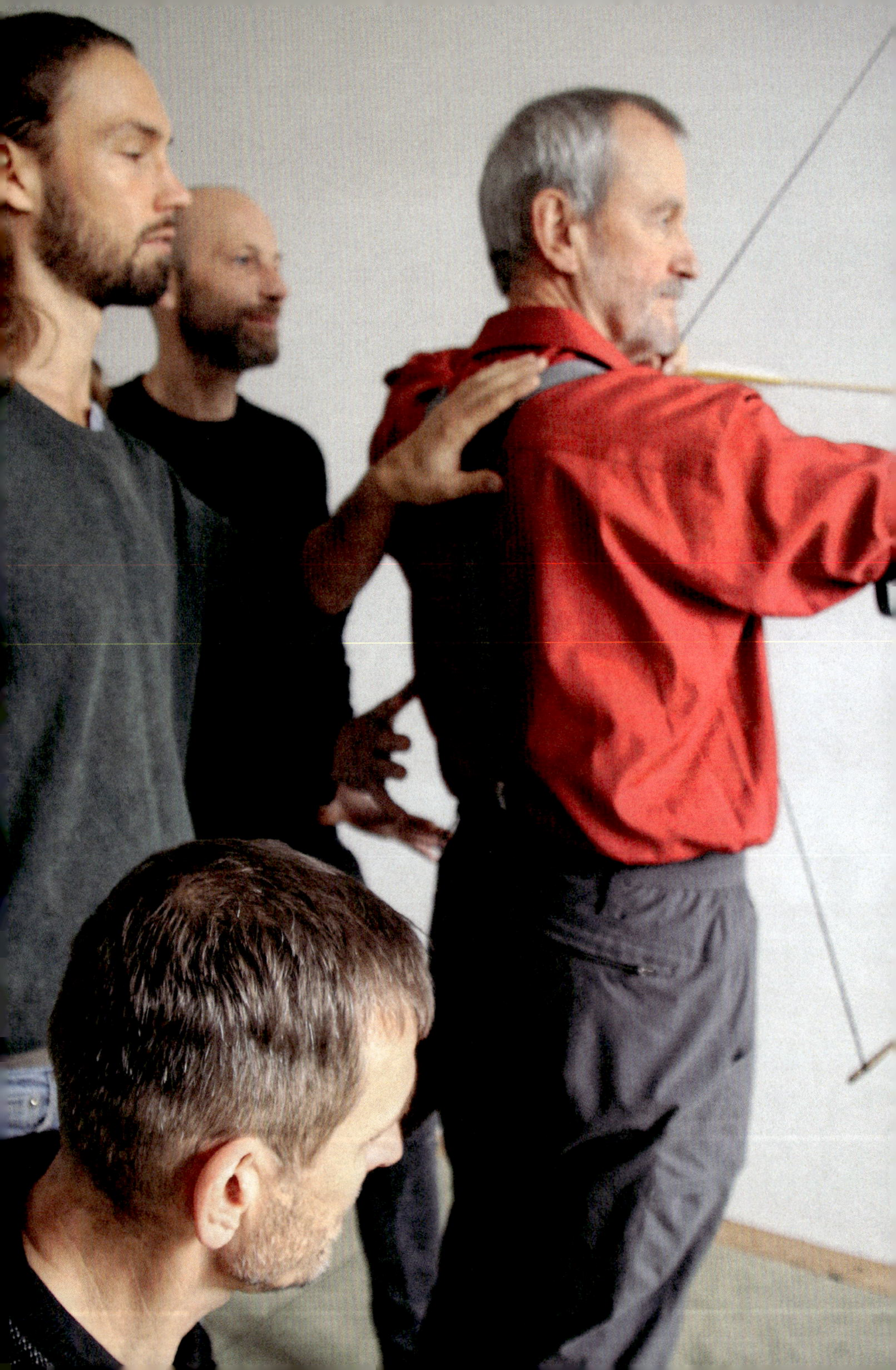

› Die therapeutischen Beziehungen

Ein bedeutender Unterschied der therapeutischen Arbeit mit dem Bogen zu anderen Therapiemethoden ist, dass hier eine Vierer-Beziehung vorliegt: nicht nur mit den Begleiter*innen treten die Klient*innen in Kontakt, sondern auch mit dem Bogen, den Pfeilen und der (Ziel-)Scheibe.

Vertrauen entsteht durch Sicherheit

Wie in jeder Beziehung braucht es auch in einer therapeutischen Beziehung Klarheit und bestimmte Gewissheiten, auf die sich gegenseitig berufen und verlassen werden kann. Diese wiegen in einer therapeutischen Beziehung umso mehr, da diese von einer bestimmten Rollenverteilung geprägt ist.

Anders als in einer Freundschaft, Partnerschaft und Liebesbeziehung, in der Sich-Zeigen und Mitteilen ein ständiger Wechsel, ein Hin und Her von aktiv und passiv zwischen den Beteiligten sind (oder zumindest sein sollten), ist die therapeutische Beziehung darauf aufgebaut, dass die Klient*innen Unterstützung und Begleitung suchen, da sie selbst Aspekte ihres Lebens nicht mehr meistern können. Sie nehmen das Recht in Anspruch, sich selbst innerhalb dieser Beziehung alleinig in den Vordergrund zu stellen. Unbehelligt davon, was ihre Begleitung beschäftigt oder belastet, ist es allein ihr Anliegen, worum sich diese Beziehung dreht.
Dies kann jedoch nur gelingen, wenn sich die Klient*innen auch zeigen und sich mitteilen, wenn sie Stück für Stück ihr Innenleben, ihre Gedanken und Gefühle offenbaren. Dass es dazu neben Sympathie vor allem Vertrauen braucht, ist sofort nachzuvollziehen.

Wie kann sich dieses Vertrauen entwickeln?
Vor allem durch Sicherheit.

Sicherheit der Verlässlichkeit, dass das, was vereinbart wurde, auch gehalten wird, und das Gegenüber an und auf ihrer Seite ist.
Sicherheit der Beständigkeit, dass ihre Begleitung Begleiter*innen sind und bleiben. Sicherheit ihrer Professionalität, dass sie wissen, warum sie was wie tun.
Sicherheit, dass immer wieder zur Realität und Wahrheit im momentanen Augenblick zurückgekehrt wird.

Nur diese Sicherheiten ermöglichen eine therapeutische Beziehung und Arbeit; ohne diese wäre ein Sich-Zeigen wirklich ein reiner Kamikazeakt. Denn in dieser Beziehung werden ja nicht nur bekannte Orte aufgesucht, sondern oftmals auch unbekannte. Und hier kann niemand von vorneherein mit Bestimmtheit wissen, was geschehen wird und zum Vorschein kommt, welche Schönheiten, aber auch welche Monster dort auftauchen werden.
Gerade wenn es um das Eintreten in einen bisher noch nicht erforschten Raum geht, ins Unbekannte, ist es wichtig, dass es für diese Expedition Sicherheitsnetze gibt. Die eigene Ehrlichkeit, als Begleitung sich selbst gegenüber, und eine reale Selbsteinschätzung sind dabei die wichtigsten. Sie bilden die Basis, auf der alles weitere entstehen und sich gestalten kann.

Sicherheit im therapeutischen Kontext – wie auch in der Freundschaft, Partnerschaft und Liebesbeziehung – herzustellen, ist letztendlich ein ständiger Prozess, auf dem sich, einmal erreicht, nicht ausgeruht werden sollte. Nur ist es hier nicht eine Angelegenheit von Beiden, sondern vor allem die Aufgabe der Begleiter*innen, diesen sicheren und soliden Boden zu bieten, zu erhalten und zu festigen.

Da wir Menschen keine Maschinen sind, kann das Empfinden von Sicherheit natürlich schwankend sein, manchmal weniger deutlich und klar zu spüren und zu erleben. Gerade am Anfang einer therapeutischen Beziehung oder bei Traumata, die mit Missbrauch und Gewalt zu tun haben, kann das Gefühl von Sicherheit meist nur schwer empfunden werden. Dann muss manchmal die Basis der Beziehung immer wieder von beiden Seiten getestet und geprüft werden. Dies geschieht am besten durch genaues Nachsehen und vor allem Nachspüren, wo es Lücken gibt und Risikostellen, und was wie nachgebessert oder verändert werden muss.

Beim therapeutischen Bogenschießen gibt es nun allerdings nicht nur eine therapeutische Beziehung, die sicher sein sollte. Neben der zu den jeweiligen Bogentherapeut*innen sind es genauso, manchmal sogar noch wichtiger bzw. bedeutsamer, die Beziehungen zu Bogen, Pfeilen und (Ziel-)Scheibe. Denn beim therapeutischen Bogenschießen treten die Klient*innen vor allem mit diesen in Kontakt und erleben mit ihnen ihre Entdeckungsreisen.

Wenn der Bogen zum ersten Mal aufgespannt und über die Sehne ausgezogen wird, ist dies für viele der Moment, in dem sie sich der Kraft und Macht des Bogens hautnah bewusstwerden. Und das Starke, Mächtige hat per se auch die Macht zu verletzen oder gar zu vernichten.
Der aufgespannte Bogens löst daher zu Beginn oft die Furcht vor Verletzungen aus. Bestätigt wird diese Furcht durch die Anforderung, die ausgezogene Sehne bis zum Gesicht hinzuziehen, bis es eine Berührung der Finger an der Wange gibt, den Ankerpunkt. Dies erweckt oftmals die Vorstellung, wenn nicht gar Erwartung, sich beim Loslassen der Sehne zu verletzen. Um sich dem Bogen anvertrauen zu können, müssen die Klient*innen dies überprüfen. Inwieweit kann der Bogen beim Lösen zurückschlagen? Wird er mir meine Brille aus dem Gesicht reißen?
Oder gar meine Nase treffen?

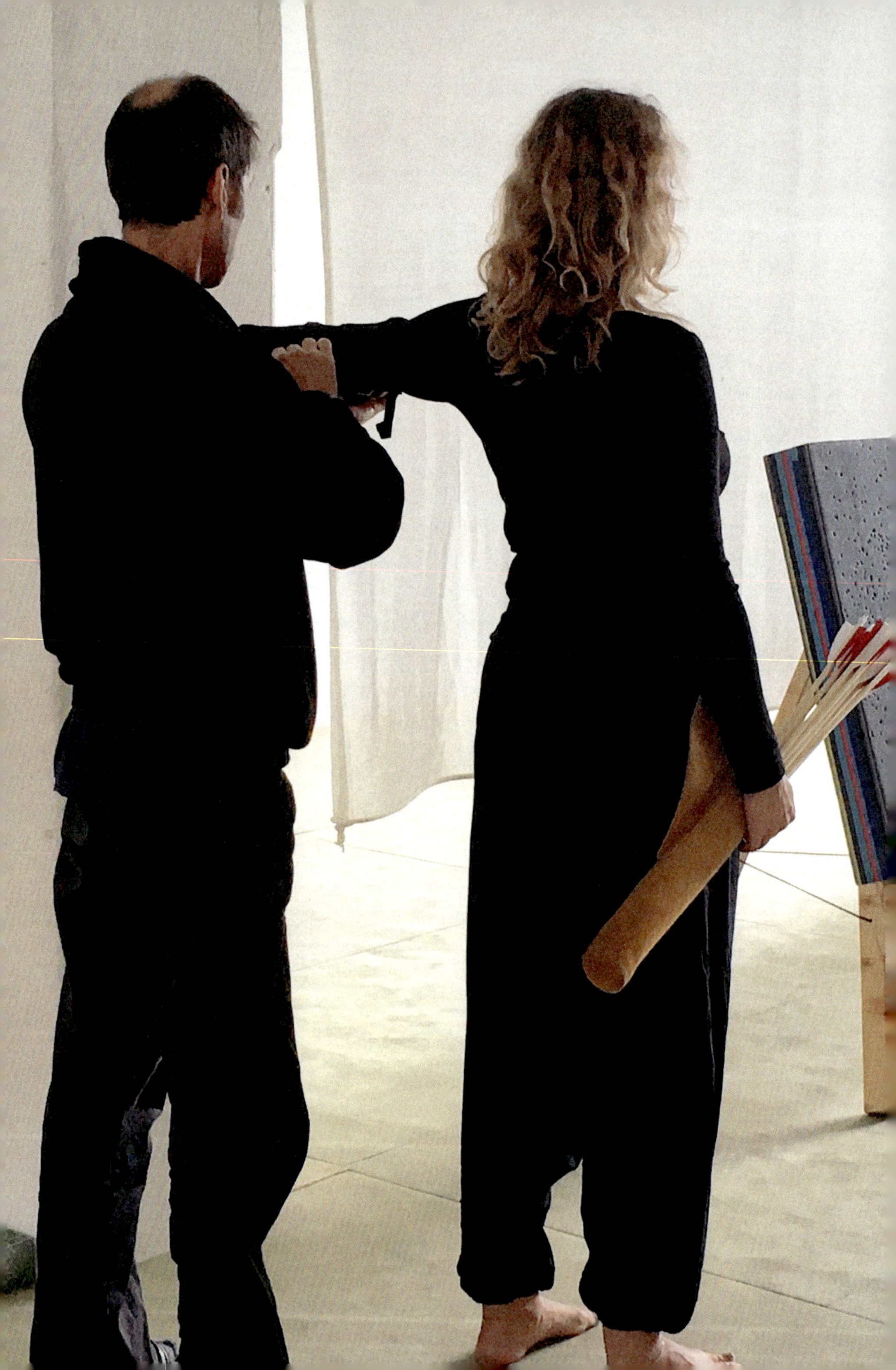

Oft genügt eine einfache, langsam ausgeführte Demonstration der Sehnenbewegung beim Lösen, um zu zeigen, dass sich dabei Sehne und Gesicht nicht weiter berühren können, wenn der Kopf weit genug zur Scheibe gedreht ist. Zudem empfehle ich allen meinen Klient*innen stets ein dünnes Langarmshirt und zusätzlich einen Armschutz zu tragen. Diese Schutzmaßnahmen verhindern mit einer großen Wahrscheinlichkeit, dass die Sehne den Arm trifft. (Dabei nutze ich beim Anlegen des Armschutzes auch sehr gern die Symbolik des Schutz-Gebens, indem ich z.B. bei Paarsettings die beiden Klient*innen sich diesen gegenseitig anlegen lasse.)

Genauso wie in der menschlichen Beziehung gilt es auch mit dem Bogen die Sicherheit der Verlässlichkeit und Beständigkeit zu erfahren. Und hier bietet der Bogen einen wichtigen und unschätzbaren Vorteil: anders als ein Mensch ist ein Bogen nicht uneinschätzbar oder gar unberechenbar. Ganz im Gegenteil reagiert er in einer vorhersehbaren Art und Weise. Und im Gegensatz zu jedem menschlichen Gegenüber kann der Bogen genau dies nicht nur versprechen, sondern tatsächlich auch halten.

Die Pfeile sind dagegen nicht ganz so zuverlässig. Gerade wenn man wie ich mit Holzpfeilen arbeitet, ist ein Splittern oder Brechen des Schaftes immer wieder möglich und nicht völlig zu verhindern. Auch kann der Kiel der auf dem Schaft angebrachten Federn zu kleinen Verletzungen führen. (Dies kann jedoch auf einfache Art vermieden werden, indem die scharfkantigen Kielenden entweder mit Klebstoff oder einem breiteren Klebeband bzw. einer Fadenwicklung abgedeckt werden. Einen weiteren Schutz bietet das Tragen spezieller Handschuhe.)
Das größtmögliche Maß an Sicherheit liegt darin, mit den Pfeilen achtsam und bewusst umzugehen. Zuallererst sollten sie daher vor Gebrauch auf mögliche Einrisse im Schaft oder scharfkantige und lose Kielenden untersucht werden. Dies kann von den Bogenbegleiter*innen gemacht werden, aber auch von den Klient*innen selbst, nach Erklärung, auf was geachtet werden muss. Ist mir in meiner Arbeit die Selbstermächtigung und Eigenverantwortung ein hoher Wert, dann ist die Variante, sie darin möglichst früh einzubinden und ihnen diese Verantwortung zu übertragen, die erste Wahl.

Auf jeden Fall übernehmen es Klient*innen bei mir, selbstständig darauf zu achten, dass sie die Pfeile stets bis zur Pfeilfreigabe[13] im Köcher lassen, wenn sie zu mehreren schießen, dass sie zu Boden gefallene Pfeile als erstes aufheben, und dass sie beim Ziehen der Pfeile aus der Scheibe diese schnellstmöglich und mit der Spitze nach unten in den Köcher stecken.
All dies dient dazu, sich selbst und andere im Umgang mit den Pfeilen nicht zu verletzen, und die Kontrolle über die Pfeile zu behalten.
So werden die Klient*innen nicht nur dazu aufgefordert, sich aktiv zu beteiligen, sondern auch selbstständig ihre eigene, sichere Beziehung zu den Pfeilen herzustellen.

Die letzte wichtige Beziehung ist die zur (Ziel-)Scheibe. Wodurch kann sie Sicherheit bieten? Vor allem dadurch, dass sie nicht verschwindet.
Auf einem Scheibenständer aufliegend, der mit seinen Beinen fest auf dem Boden steht, ist sie eine klare Manifestation im Raum. Sie weicht weder vor noch zurück, noch verlässt sie ihren Standort. Auch ihre Größe und Form bleibt stets gleich; sie weitet sich weder aus, noch schrumpft sie, wird weder vom Kreis zum Viereck oder andersherum. Darauf kann sich absolut verlassen werden: Die Scheibe bleibt stets, wo und wie sie ist. Sie verändert sich nicht, und sie reagiert auch nicht, gleich wieviele Pfeile auf sie geschossen werden. (Und wenn nun ein Pfeil doch einmal daneben fliegt, ist es gut zu wissen, dass das hinter ihr aufgespannte Netz die Pfeile auch wirklich abfängt. Dazu ist es gut, einmal direkt dorthin zu schießen, um dies auch zu überprüfen.)

Es kann eine sehr wichtige Erfahrung für die Klient*Innen sein, dass auf etwas, was sie tun, keine schlimme Reaktion erfolgt, dass die (Ziel-)Scheibe, von den Pfeilen getroffen, weder fortrennt noch ungehalten wütend zurückschlägt. Und dass ihre Aktion somit nicht durch ein Beziehungs-Aus sanktioniert wird oder gar eine Zerstörung hervorruft. Es ist die Aufgabe der Scheibe, die Pfeile aufzufangen. Und dies macht sie, ohne sich dadurch angegriffen oder verletzt zu fühlen.

[13] Ein Signal, das den Schützen anzeigt, dass sie nun Pfeile aus dem Köcher nehmen und mit dem Schießen beginnen können. Ich nutze dazu eine Klangschale.

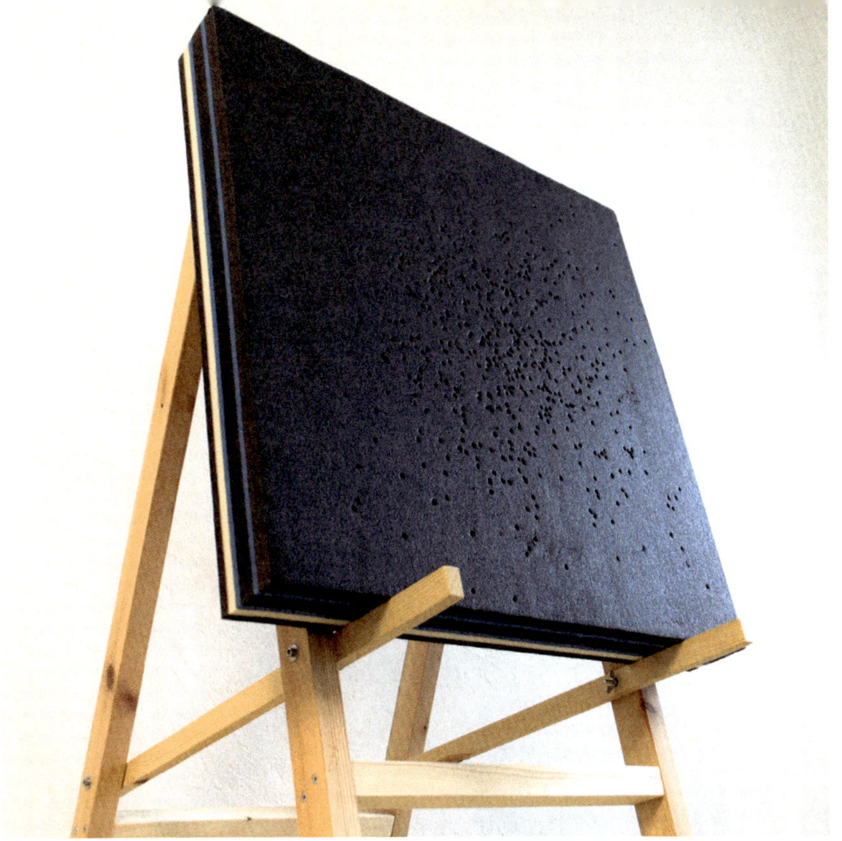

Die Scheibe reflektiert einzig, was auf ihr ankommt. Ohne etwas hinzuzutun oder hin wegzunehmen, ohne etwas zu verbessern oder auszugleichen. Die Scheibe zeigt stets unverfälscht das Ergebnis an. Das, was auf ihr landet, ist und bleibt so, wie es auf ihr zu landen kommt.
Für die Klient*innen bedeutet dies, dass sie eigenen Annahmen überprüfen können: Treffen meine Pfeile wirklich immer oder gar nicht? Landen sie wirklich mittig oder immer nur am Rand, an der gleichen Stelle oder weit entfernt voneinander? Bin ich wirklich so gut oder schlecht, wie ich denke?

Die (Ziel-)Scheibe lässt keinen Spielraum für Umdeutungen zu und ist der perfekte Realitäts-Check: So und nicht anders sind deine Pfeile. Dies und nichts anderes ist geschehen. Ihre Unbestechlichkeit und Unmanipulierbarkeit macht sie zu einem Gegenüber, das bestimmt nicht immer nur angenehmen ist, das aber Sicherheit bietet. Denn das, was sie zeigt, ist wirklich wahr. Ohne jeden Zweifel.

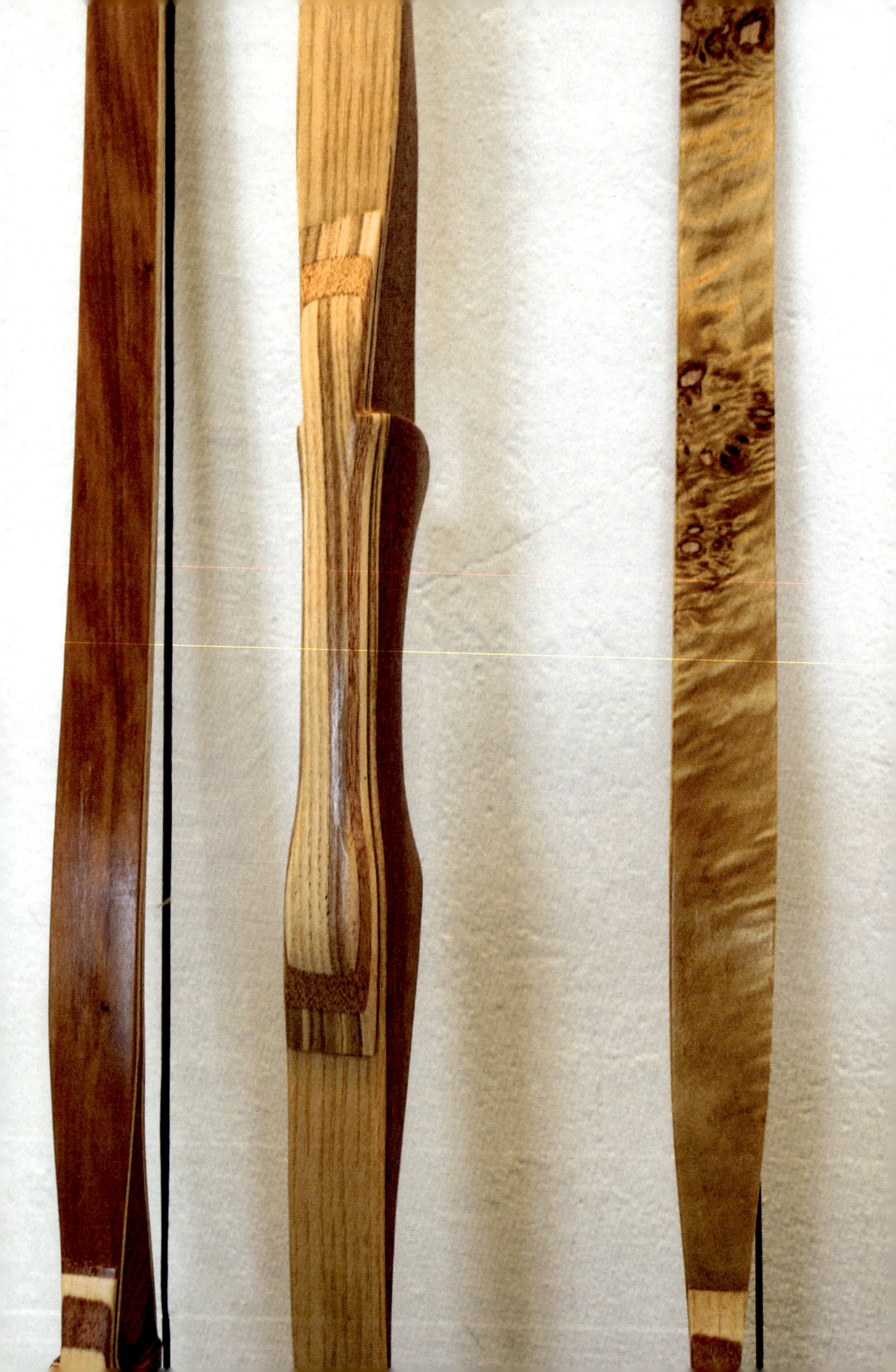

Die Aufgaben des Bogens

Der Bogen ist in der therapeutischen Arbeit neben der Begleitung und mit den Pfeilen das Wesentlichste. Daher kommen ihm noch weitere Aufgaben zu als die Vermittlung von Sicherheit. Ich beschreibe im Folgenden nun hauptsächlich seine Aufgaben, die für die Begleitung danach. Die Bedeutung der Pfeile wurde ja schon an früherer Stelle genauer beschrieben.

Der Bogen ist ein Medium, das genutzt wird, um eine Erfahrung zu machen. Danach kann diese Erfahrung mit seiner Hilfe weiter erkundet, damit experimentiert und vertieft werden. Die Klient*innen sind dabei aufgefordert, selbst aktiv zu werden, denn der Bogen wird die Aktion nicht einfordern, und sich auch nicht beklagen, wenn er in der Ecke stehen bleibt.

Der Bogen ist dabei manchmal Freund und Vertrauter, Schutz und Verteidigung; manchmal auch ein Gegner, mit dem gerungen werden muss. Er ist direkt und anfassbar und zeichnet sich mühelos durch das aus, was ein gutes Gegenüber ausmacht: fördernd und fordernd zu sein, klar und eindeutig.

Die Besonderheit dieses Gegenübers ist, dass es, im Gegensatz zu einem menschlichen Gegenüber, keine Wünsche noch Erwartungen hegt, weder Vorlieben oder Abneigungen in sich trägt, keinen Werte- und Beurteilungsmustern unterliegt. Der Bogen entspricht schon einem Ideal der Unvoreingenommenheit und Erwartungslosigkeit. (Deshalb ist er auch in der meditativen Praxis ein wunderbarer Begleiter).

Ein solches Gegenüber zu haben, das nichts Eigenes wünscht und in die Begegnung hineingibt, kann zum Quell der Freude, aber auch des Leides werden. Es birgt die große Freiheit, ohne faule Kompromisse des Anpassens eingehen zu müssen, ohne eine Angst vor Ablehnung und Enttäuschung, sich auf das eigene Erleben einzulassen und zulassen zu können, was gespürt, gesehen, gehört werden möchte.

Es kann aber auch schmerzlich sein, zu erfahren, dass da niemand ist, der etwas von einem will, etwas wünscht oder braucht. Ein solches Gegenüber wirft einen immer wieder auf sich selbst zurück.

Durch den Bogen zeigt sich das Produkt des eigenen Seins und Handelns. Therapeutische Bogenarbeit in meinem Sinne bedeutet daher auch volle Selbstverantwortung. Die Verantwortung für das, was geschieht (und auch nicht geschieht) bleibt einzig bei den Klient*innen. Der Bogen nimmt ihnen nichts davon ab. Er lehrt stattdessen, immer wieder diese Eigenverantwortung anzunehmen, so bitter sie zwischenzeitlich auch einmal schmecken mag.

Immer wieder lädt der Bogen ein, ohne Geduld oder Hoffnung zu verlieren. Er kennt keine Vorbehalte und keine Befürchtungen, ist weder nachtragend noch misstrauisch oder voller Zorn und Wut. Er hat weder Absichten noch Ziele. Er überträgt nichts und lässt sich in nichts hinein verwickeln. Weder berechnet und bewertet er, noch forciert oder manipuliert er. Der Bogen gleicht einem blanken Spiegel, der alles ohne Verzerrung reflektieren kann.

Der Bogen als der ideale Therapeut, die ideale Begleitung also? Nun, was ihm fehlt, ist das Mit-Schwingen und Mitfühlen, das In-Resonanz-Gehen, das Wohlwollen, das verständnisvolle Nicken, das aufmunternde Lächeln, die hör- und spürbare Annahme und Bestätigung dessen was ist, das Neugierde erweckende und das Mut machende – der Mensch an der Seite.

Die Aufgabe der Bogenbegleitung

Meine Hauptaufgaben im therapeutischen Bogenschießen sehe ich vor allem in der Vermittlung von Sicherheit, sowie des Raum- und Zeit-Gebens. Ich mache neugierig und ermutige, gebe eine Erlaubnis, spiegele die Emotionen und Gedanken meiner Klient*innen, und bin nicht zuletzt Zeugin dessen, was in und mit ihnen geschieht.

Sicherheit vermitteln Begleiter*innen zuallererst dadurch, dass sie ein Material bereitstellen, das nicht beschädigt ist und die Klient*innen auch nicht schädigen kann, und dem sie sich zumuten können. Der eigene sichere Umgang der Begleiter*innen mit Pfeil und Bogen schafft zudem Sicherheit: Sie wissen, wie sie zu benutzen sind, und können den Bewegungsablauf des Schießens auf einfache und verständliche Weise zeigen und vermitteln. Dies meint nicht nur das Vermitteln einer sicheren Technik, die vor Verletzungen schützt, sondern auch einer sinnvollen, die das Bogenschießen möglich macht. (Was erfordert, dass die jeweiligen, individuellen Möglichkeiten mit Pfeil und Bogen umzugehen, von der Begleitung wahrgenommen und anerkannt werden). Und nicht zuletzt schaffen die Begleiter*innen Sicherheit, indem sie bei den ersten Versuchen unterstützende Hinweise geben und Fragen zur Technik einzelner Ablaufmomente beantworten können.

Neben dieser grundlegenden Sicherheit gibt es noch weitere, die bedeutend sind, damit sich die Klient*innen ihren Prozessen überhaupt öffnen und hingeben können:
Zunächst einmal die Gewissheit, dass der Raum, in dem sie sich befinden, nicht durch irgendwen gestört werden kann. Dass er ein – im wahrsten Sinne des Wortes – geschlossener Raum ist, in den nichts von außen hereindringen kann, und aus dem auch nichts nach außen dringt: Alles, was hier geschieht, bleibt unter uns.
Weiterhin braucht es die Sicherheit, in der eigenen Art und Weise Erfahrungen machen zu dürfen, wirklich die Zeit zu haben, um genauer Hin- & Nachspüren zu können.

Dies gelingt nur, wenn das Interesse der Klient*innen, ihr Tempo und ihr Rhythmus im Vordergrund stehen, und die eigenen Erwartungen, Ansprüche und Ziele beiseitegestellt werden können.

Sicherheit geben bedeutet für mich, zu vermitteln, dass es nichts zu erreichen gibt, kein bestimmtes Ziel verwirklicht werden muss, sondern dass es immer wieder einzig um Erfahrungen und das Experimentieren damit geht. Dass darin kein richtig oder falsch, kein besser oder schlechter liegen kann, da es sich einzig um die eigenen Erfahrungen handelt, um das, was hier und jetzt gerade möglich ist, habe ich schon erwähnt. Im besten Fall werden dabei weder Angst, Zaudern oder Flüchten, weder Wut noch Trotz oder Resignation (ab-)gewertet.

All dies bedeutet, sich als Begleitung wirklich in den Dienst der Klient*innen zu stellen, denn sie sind die Hauptpersonen ihrer Reise. Um ihnen dies zu ermöglichen, bedarf es einerseits, wie zuvor schon beschrieben, einer Entschleunigung des Tuns und der Inneren Achtsamkeit. Zum anderen bedarf es einer Haltung des Entdeckens und Erforschens, um überhaupt so viele Details wie möglich wahrnehmen zu können. Eine solche Haltung zeichnet sich aus durch Offenheit, Wertfreiheit, Interesse und Neugier, durch die Fähigkeit, sich selbst immer wieder vom Moment und auch von sich selbst überraschen zu lassen.
Und dies gilt nicht nur für die jeweiligen Klient*innen. Wenn die Begleiter*innen tatsächlich in der Gegenwart bleiben, sich also nicht an Vergangenem und Bekanntem orientieren, gibt es kein Vorwissen, wie interagiert wird. Vielmehr wird dann das Tun eine direkte Antwort auf diesen Moment sein. Eine Antwort, die nicht im Voraus planbar ist, sondern spontan und frisch entsteht.

Dies kratzt natürlich am Ego, das beweisen will, wie viele sinnvolle Interventionen es anbringen kann und welch´ wertvolle Unterstützungen und Hilfsangebote es bereithält. Das schon den weiteren Schritt parat hat und darauf brennt, diesen endlich anzubringen. All diese Impulse sind zwar zutiefst menschlich, hier in der Begleitung allerdings unangebracht. (Denn würde diesem Ego die Führung überlassen werden, so würde meiner Meinung nach, bewusst oder unbewusst, eine falsche Rollenaufteilung installiert werden:

*„Du Klient*in, unwissend, und ich Begleitung, Expert*in für deine Entwicklung".*

Auch jener Impuls, zu guter Letzt, am Ende noch etwas ergänzen zu wollen, ist fehl am Platz. Wird ihm gefolgt, besteht die Gefahr, dass das zuvor erlebte, erreichte und erkannte verwässert oder gar übertüncht wird.

„Wenn die Wand frisch gestrichen ist, lass sie in Ruhe trocknen."

Dies verlangt Zurückhaltung und Respekt vor dem gerade erfolgten Abschluss, vor dem von den Klient*innen gesetzten Ende.

In meinen Ausbildungen hören meine Schüler*innen oft den Satz *„Du musst es nicht wissen ..."* Tatsächlich kann ich als Begleitung nie wirklich wissen, wie es in meinen Klient*innen aussieht, werde ich niemals wirklich durch ihre Augen die Welt sehen und interpretieren. Alles, was ich annehme und deute, ist letztendlich nur Ahnung, Hypothese, Vermutung.
"Ich kann es nicht wirklich wissen" impliziert, dass ich danebenliegen kann und dies unausweichlich auch einmal werde. Was, je nachdem wie es gesehen werden möchte, frustrieren kann oder auch entlasten: diese Tatsache anzunehmen ist eine Absage, sich als allwissende Begleitung begreifen und präsentieren zu wollen – und auch zu müssen. Darin kann auch eine heilsame Ent-Täuschung sein, die demütig(er) machen kann...

Leben bedeutet Neugierde. Was mag sich dahinter verbergen? Wohin kann gelangt, was erfahren werden? Was gäbe es zu entdecken und zu erforschen? Mit was kann experimentiert werden, und wie? Was würde sich wie verändern? Und wie könnte sich dies anfühlen? "Interesse?"
Das ist eine meiner zentralen Fragen, die ich stelle: Hast du Interesse zu verweilen, hinzuspüren, nachzuforschen, einzutauchen, weiterzugehen? Neugierig?! Dann lass es uns wagen!

Neugierig machen heißt, die Klient*innen dem Leben zuzuführen. Dort wo einzig Erfahrung und Erkenntnis liegen. Um den Raum der Erfahrung und des Erforschens betreten zu können, ist die Erlaubnis dazu wichtig, dies hier und jetzt auch tun zu dürfen. Diese Erlaubnis muss sowohl von ihnen selbst als auch von der Begleitung da sein. Oft ermöglicht das *„Okay"* der Begleitung den Klient*innen, sich selbst die Erlaubnis zu geben, sich mit dem zu zeigen, was da gerade ist, sich auszuprobieren, zu experimentieren. Vielmehr als an den gesprochenen Worten wird diese Erlaubnis jedoch von ihnen durch das Verhalten der Begleiter*innen in diesem Moment überprüft. Vertrauen ihnen diese, mit dem Bogen umgehen zu können? Ermutigen sie sie, ihrem Interesse, ihren Impulsen zu folgen? Können sie spüren, dass sie an ihrer Seite sind, zugewandt und einladend, bereit, sie zu begleiten mit ihrem Interesse, ihrer Präsenz und Achtsamkeit?

All dies muss in Aufrichtigkeit beantwortet werden. Es fordert auf, im Jetzt zu sein, mit sich verbunden, wahrhaftig und ehrlich. Eine Begleitung tut weder den Klient*innen noch sich selbst einen Gefallen, wenn sie ein Interesse, eine Erlaubnis vorgibt, die sie selbst gerade kaum oder gar nicht spüren oder geben kann. Ihr *"Ja!"* zu diesem Moment muss echt sein, erst dann vermag es die Heilwirkung zu entfalten, die darin liegen kann.

Und wenn kein Ja in diesem Moment in ihnen Raum finden kann, wenn sie unsicher oder ängstlich sind vor dem, was durch ihre Erlaubnis entspringen könnte, ist es besser, dies nicht oder nur eingeschränkt zu geben. Dies ist eine wichtige Erfahrung und Erkenntnis: Es muss nicht immer das ganze, uneingeschränkte, große *"JA!"* sein; es kann auch ein kleines *ja* und gar nur ein *"OK, aber..."* werden. Denn in der Begleitung wird der mögliche Raum abgesteckt, der gerade gehalten werden kann, den man sich selbst zutraut und zutrauen möchte. Dann, und nur dann, kann auch begleitet werden.

Eine Erlaubnis ist ihrem Wesen nach ein Geschenk und entspringt nicht aus Routine. Sie kann nur von Moment zu Moment geschehen und gegeben werden.

Falsch verstandenes Da-sein und Helfen-wollen, persönlicher Ehrgeiz, Hunger nach Anerkennung und Bestätigung, sowie stark lösungs- und zielgerichtete Denk- und Verhaltensmuster verhindern dies, weil ihnen allen letztendlich eines zugrunde liegt: Sie unterliegen Rollen, aber nicht dem authentischen Sein. Sie müssen diesen Moment oft aus einer Ungeduld des Herzens heraus in irgendeiner Weise verändern, die anderes will und erwartet, die Vorstellungen, Pläne und Konzepte in sich trägt. Ihnen mangelt es an der Einlassung und letztendlich Hingabe, die Klient*innen so und da sein zu lassen, sie anzunehmen, wo und wie sie gerade sind. Und ihnen damit zu folgen.

Dabei sollten Begleiter*innen nicht nur physisch an der Seite ihrer Klient*innen sein. Im Gegensatz zum Bogen sind sie ja lebendige, fühlende und empfindende Gegenüber, und dies sollten sie miteinbringen. Ich drücke daher meine Freude über den ersten Treffer auf der Scheibe, das erste Mal wirklich ausgeatmet zu haben, genauso deutlich aus, wie meine Resonanz auf Trauer, Wut und Unsicherheit. Begleitung besteht für mich aus diesem Mitgehen des emotionalen Empfindens und Erlebens meiner Klient*innen; dem Spiegeln dessen, was wahrnehmbar (und manchmal auch nicht wahrnehmbar) ist, meinem wirklichen Mit-dabei-Sein.

Oft braucht es eine Ermutigung, dem begegnen zu können, was sich gerade hier und jetzt und als nächstes zeigen wird. Auch wenn nicht gewiss ist, was dies sein wird, so ist doch alles vorhanden, um diese Begegnung wagen zu können.
Diese Gewissheit entspringt bei mir zum einem der Überzeugung, dass das, was sich gerade zeigt, auch angesehen werden kann (solange es nicht gepusht, also mit Druck an die Oberfläche gezogen wurde), und zum anderen dem humanistischen Grundgedanken, dass wir alle nötigen Potentiale zur Selbstentfaltung, Selbstverwirklichung und auch Selbstheilung in uns tragen.

Einigen Klient*innen ist dies zumindest theoretisch auch bewusst, jedoch haben sie dies praktisch noch nicht erfahren. Andere hingegen können sich dies kaum vorstellen. „ICH soll DAS schaffen?!". Unvorstellbar. Denn zu oft wurde ihnen vermittelt, dass sie keine Ahnung haben und ihr Leben niemals meistern werden. Spott, Verachtung und Demütigung taten den Rest dazu, dass sie kein Zutrauen in ihre eigene Wirksamkeit erlangen konnten. Unsicherheit, Resignation, Abwehr oder stolze Überheblichkeit sind dann oft die erlernten Schutzmechanismen, um der Angst und Scham vor der eigenen Unfähigkeit nicht begegnen zu müssen.
Und gleichzeitig, manchmal allerdings in den Tiefen des Innersten versteckt und verborgen, liegt die Hoffnung, Sehnsucht und vielleicht sogar schon vage Ahnung, dass diese Unfähigkeit nicht der Wahrheit und Realität entspricht. Aber noch vermögen sie nicht wirklich, diesem zu trauen.
Die alten Wunden der Beschimpfungen und Verhöhnungen sind tief.
Was es jetzt braucht, ist ein Gegenüber, das der leisen Hoffnung und Sehnsucht, dieser vagen Ahnung in ihnen, eine Stimme verleiht. Ein Gegenüber, das den Klient*innen Mut zuspricht und Mut macht. Manchmal anfeuernd, manchmal lockend, manchmal scherzend-humorvoll. Aber immer dem angemessen, was sie gerade brauchen, von wo sie abgeholt werden müssen.

Immer wenn sich dem zugewandt werden kann, was gerade noch so verunsichernd oder gar erschreckend war; wenn etwas gefühlt, gesagt oder getan werden kann, was zuvor nicht machbar oder vorstellbar war; wenn es eine wichtige, entscheidende und vielleicht sogar lebenswendende Erfahrung oder Erkenntnis gibt – dann ist es bedeutsam, wenn dies noch jemand anderes miterlebt. Zeugin zu sein ist für mich daher einer der wesentlichsten Parts, den ich in der therapeutischen Begleitung innehabe. Durch meine wache Anwesenheit, mein Da- und Dabei-Sein des Erlebten und Erfahrenen, kann ich zum einen bezeugen, dass dies tatsächlich geschehen ist, und zum anderen dessen Bedeutung für die Klient*innen bekräftigen. Gerade für den verunsicherten, zweifelnden Teil in ihnen ist es von großer Bedeutung, dass es da jemanden gibt, der oder die bezeugt was sie empfunden, gesagt oder getan haben – denn dann muss es ja doch tatsächlich wahr sein und nicht der eigenen Wunschvorstellung, Selbstüberschätzung oder Fehlinterpretation entsprungen sein.

Als Zeug*in sind Begleiter*innen Mitwissende und Eingeweihte. Manchmal von Befreiendem, manchmal von tiefstem Leid oder Verzweiflung. Was immer es jedoch auch gewesen sein mag – es war. Wenn der Zweifel wieder erstarkt, die Unsicherheit und die Skepsis zuschlägt, die Resignation und die Hoffnungslosigkeit übernimmt – dann können sie erinnern. Als Zeug*innen können sie wiedergeben was geschah, denn sie habe es gesehen und gehört. Und sie können auch nach vergessenen Einzelheiten befragt werden.
Zusammen können so einzelne Momente und Sequenzen noch einmal wachgerufen werden. Manchmal genügt dabei nur ein Blick oder ein kurzes Lächeln, um das gemeinsam Erlebte zu bestätigen: *„Weißt du noch ...“*.

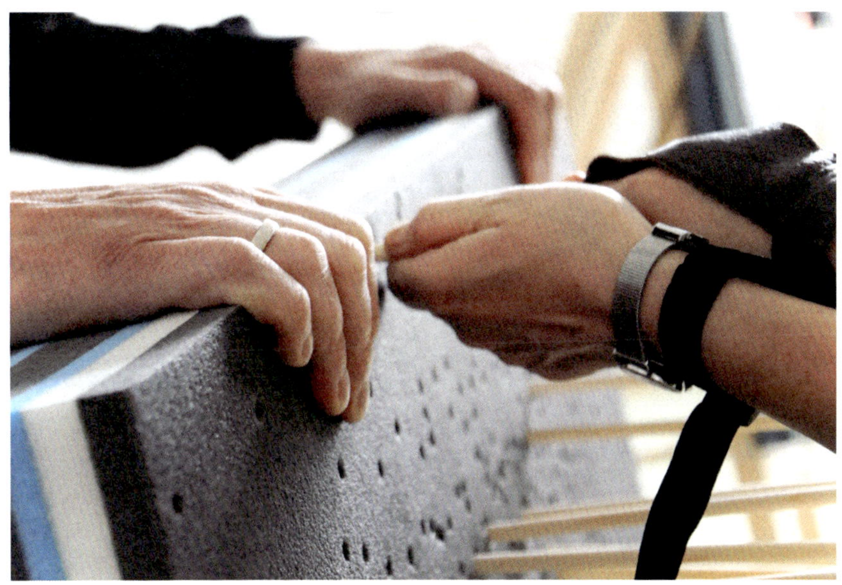

› Bemerkungen zum therapeutischen Prozess

Ein Prozess in der Therapie gestaltet sich immer nach ganz eigenen Regeln, die jedoch aus meiner Sicht stets etwas gemeinsam haben:
Es sind die Klient*innen, die dessen Struktur gestalten. So gleicht kein Prozess einem anderen, mag er sich auch mit ganz ähnlichen Themen beschäftigen, so, wie auch keine Blume einer anderen derselben Gattung völlig ähnelt. In kleinen, manchmal unscheinbaren Details liegt der bedeutende Unterschied.

Ein jeder Prozess hat seine eigene Zeit des Reifens und Vollendens. Es gibt individuelle Höhepunkte und Stillstände, in denen sich äußerlich scheinbar nichts tut. (Natürlich kann dies auch beschleunigt werden. Wahrscheinlich würde ein beeindruckendes „Wow !"-Erlebnis in kurzer Zeit hervorgerufen werden können. Die Frage ist jedoch, ob dies auch integrierbar ist – oder nur wie ein Strohfeuer für Momente lichterloh brennt und ebenso schnell wieder verglimmt, ohne etwas Stabiles zu hinterlassen, und stattdessen eher verwirrt oder gar erschreckt.)

In welchem Tempo und Rhythmus vorangeschritten wird, wie viele Seiten- und Umwege gegangen werden, wie viele Pausen, Stopps und Unterbrechungen wie lange und wo eingelegt werden müssen, all dies folgt letztendlich einer inneren Logik. Und diese ist nicht immer und zu jeder Zeit zu erkennen oder gar zu verstehen.

Jeder Prozess ist geprägt von der Einzigartigkeit der Klient*innen und ihrer Begleitung, und stellt diese im besten Falle auch in den Vordergrund. Es begegnen sich hier zuallererst und vor allem zwei Menschen. Alles, was sie in ihrer Persönlichkeit ausmacht, gestaltet das entstehende Miteinander: ihre Haltung dem Leben gegenüber; ihre Ängste, Sehnsüchte, Hoffnungen und Visionen; ihr Sinn für Humor, ihre Empathie, ihre Sprachen des Herzens.

Da all dies unverwechselbar und unaustauschbar ist, liegt darin ein einmaliger Reichtum mit einmaligen Möglichkeiten. Würde dies zugunsten einer Professionalität geopfert werden, die großen Wert auf Struktur und Methodentreue legt, wäre dies ein immenser Verlust hinsichtlich dessen, was in der Präsenz und im Miteinander erfahrbar sein könnte. Je offener und authentischer beide mit sich und zusammen sind, desto wandelbarer werden ihre Begegnungen sein. Denn kein Augenblick gleicht dem anderen, nichts ist wirklich dauerhaft oder wiederholbar.

Je unbekannter die Klient*innen und die Situation sind, desto leichter fällt es, dies anzunehmen, denn es gibt ja kaum oder gar keine abgespeicherten Vorstellungen, Meinungen, Überzeugungen und Vergleichsmöglichkeiten ihres Denken und Handelns. Und auch kaum ein Vorwissen über diese (manchmal völlig) neue Situation. Daher bleibt hier eigentlich gar nichts anderes übrig, als sich mit allen Sinnen diesem Raum, der gerade betreten wird, zu öffnen und ihn Schritt für Schritt gemeinsam zu erforschen. Achtsam zu sein, genau hinzulauschen und zu spüren. Zu beobachten und wahrzunehmen, was gerade geschieht. Und darauf zu vertrauen, dass sich daraus der nächste Schritt ergibt, der gegangen werden möchte und kann.

In den scheinbar vertrauten Situationen liegt daher oft die größere Gefahr für die Klient*innen und ihre Begleitung. So und so oft ist dies Thema schon gemeinsam beleuchtet und durchwandert worden, dass sich ein ziemlich genaues, wenn nicht sogar eindeutiges Wissen gebildet hat, wie sich der Prozess gestalten und entwickeln, welcher Schritt wie und wann auf den vorangegangenen folgen wird. Alles wurde schon dutzende Male, mit Variationen natürlich, gesehen, erlebt, begleitet. Und auch dazu, wie das Gegenüber reagiert, in welchem Tempo, Ausdruck und Impulsen, gibt es oft eine klare Vorstellung von beiden. Nichts kann wirklich noch überraschen.
Bekanntes sorgt für Routine. Es ist klar, was wann wie geschieht und was dabei in der Begleitung zu tun ist. Das schafft Zutrauen und Vertrauen in die eigene Kompetenz und sorgt für Sicherheit, die die Klient*innen spüren.

Die Schattenseite davon liegt jedoch darin, dass einen dieses "alles bekannt" auch nachlässiger werden lässt in der eigenen Aufmerksamkeit. Es wird dann allzu oft und schnell vergessen, dass dieser Moment mit diesen Klient*innen tatsächlich einmalig ist; weder zuvor so erlebt noch im Nachhinein nochmals kopierbar. Das, was gerade geschieht, ist unwiederbringlich; ein einzigartiger Ausdruck dieses Augenblicks. Kann dies so in all der darin liegenden Bedeutung angenommen werden, dann sind in jedem dieser Momente alle Möglichkeiten vorhanden, auch und vor allem jene, die bisher nicht erfahren und ausprobiert werden konnten.

Nichts ist von vornherein festgelegt, sondern nimmt erst in diesem Augenblick Gestalt an. Jederzeit kann sich etwas zeigen und ausdrücken, was sich bisher nicht getraut oder zugestanden wurde. Wir sind jedes Mal aufs Neue ein Universum von Erfahrungen, Überzeugungen und Strategien, das sich selbst immer wieder erneuert und aktualisiert. Nimmt die Begleitung also den Klient*innen und sich selbst ihre Einmaligkeit, nehmen sie auch die Möglichkeit, sie und sich anders erleben zu können.

Um nun auch in bekannten Situationen und mit bekannten Klient*innen die in ihnen liegende Einzigartigkeit zu erkennen, und sich darauf einlassen zu können, braucht es die Fähigkeit und auch den Mut, die innere Tafel des Vorwissens und der Annahmen immer wieder frei zu wischen. Was jetzt geschieht kann nur erfahren werden, indem sich in den gegenwärtigen Moment hineinbegeben wird. Präsent, wach, offen.

Auf Seiten der Klient*innen fordert dies zudem zur Verantwortung gegenüber dem eigenen Denken, Fühlen und Handeln auf. Sie lernen anzunehmen, dass alles, was sie erleben und tun, ihren inneren Entscheidungen unterliegt, auch wenn diese oft unbewusst sind. Der Lohn dafür ist wachsende Selbstkenntnis und Selbstermächtigung.
Nur wenn sie mehr und mehr begreifen, warum sie wie denken, fühlen, handeln, welche Anschauungen, Überzeugungen, Ge- und Verbote dahinter stecken, können sie dies auf ihre aktuelle Gültigkeit hin untersuchen,

und letztendlich das verändern, was sie blockiert, festhält und manchmal sogar schädigt. Dadurch verliert es seine bisher scheinbar uneingeschränkte Macht. Sie kommen heraus aus dem Gefühl des Ausgeliefertseins gegenüber ihren Gedanken, Gefühlen und Impulsen, hinein in die Erfahrung des Einfluss-Habens auf das Geschehen in und um sie selbst.
Erst dies macht sie zu den Gestalter*innen und Schöpfer*innen ihres eigenen Lebens. Und dies ist meiner Meinung nach das Größte, was im therapeutischen Prozess erreicht werden kann.

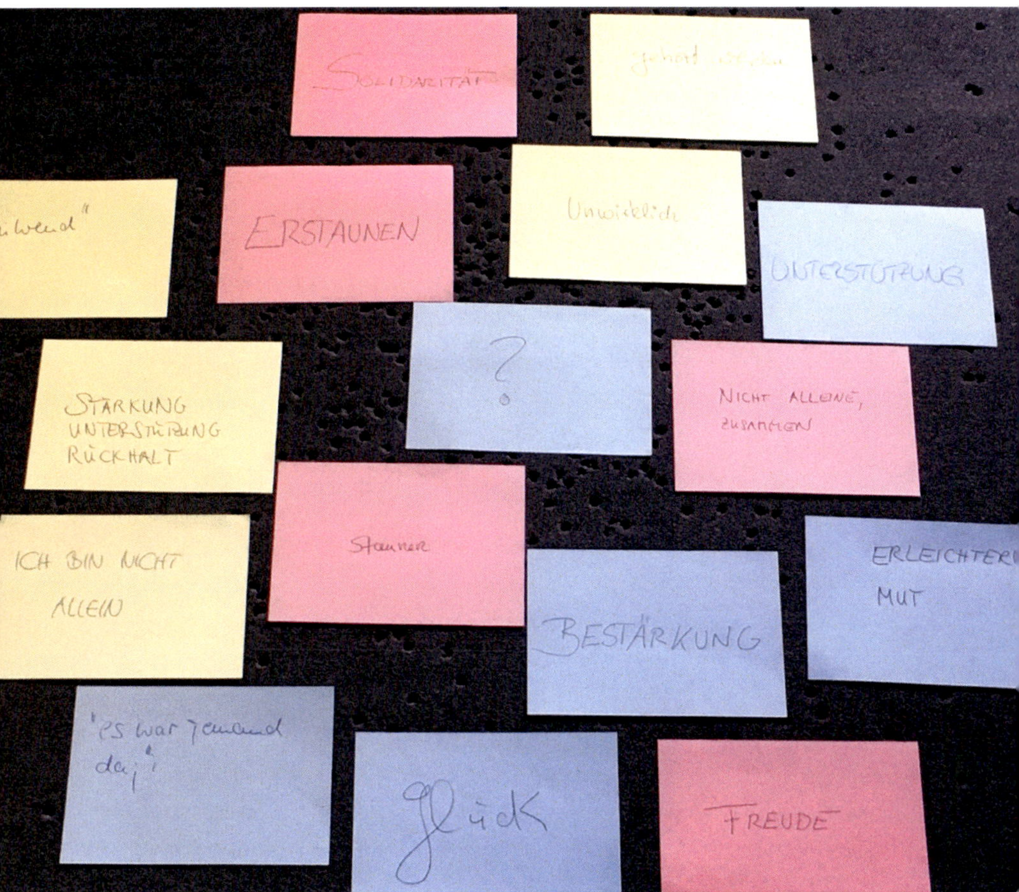

KAPITEL 4

Fallbeispiele

Um einmal einen kleinen Eindruck bekommen zu können, wie das therapeutische Bogenschießen nun in der Praxis aussehen kann, habe ich Beispiele aus meiner eigenen Arbeit in Gruppen, mit Paaren und Einzelpersonen ausgewählt. Diese stellen dabei nur einen kurzen Einblick, manchmal einzig Momentaufnahmen, eines oft langen Weges dar.
Aus Gründen der Anonymität entschloss ich mich dazu, die Namen sowie soziale und berufliche Positionen aller Beteiligten zu verändern.

Da ich meinen Klient*innen stets vorschlage, eine Art Tagebuch zu führen, habe ich in diesen Beispielen jeweils auch ihre eigene Schilderung des Prozesses mit aufgenommen, die sie mir für dieses Buch zur Verfügung gestellt haben. Dafür möchte ich hiermit allen nochmals aus ganzem Herzen für ihr Vertrauen danken.

› Ich und mein kleiner Junge

Ludwig, ein Mann Mitte 50, arbeitet als leitender Geschäftsführer einer internationalen Firma. Diese verantwortungsvolle Position nahm er schon immer sehr ernst; seine Arbeitswoche lag selten unter 60 Stunden. In den letzten Jahren spürte er jedoch immer mehr, dass dieses Pensum seinen Preis forderte, und er dringend an einer besseren Balance zwischen Spannung und Entspannung arbeiten müsse. Dies führte ihn zu einer offenen Bogengruppe bei mir, und nach einigen Besuchen dort beschloss er, mit dem Bogenschießen in Einzelsitzungen weiterzumachen.

Bei der Wahl des Bogens nahm er in den ersten Stunden stets einen der stärkeren Bögen. Auch wenn es ihn sichtlich anstrengte, mit ihnen zu schießen, wollte er doch meiner Einladung nicht folgen, stattdessen einen etwas leichteren zu nehmen. Als Ludwig wieder einmal in einer Stunde mit dem gewählten Bogen Mühe hatte, ließ ich ihn innehalten, bat ihn kurz einmal seine Augen zu schließen und nachzuspüren, was er gerade von seinem Körper mitbekomme.
„Nun... mein Herz pumpt ganz schön ... Ich fühle mich etwas erschöpft ... ja, den Zustand kenne ich gut ... ich muss mich halt anstrengen."
Auf meine Frage, was denn passieren würde, täte er dies nicht, öffnete er die Augen und sah mich in einer Mischung aus Empörung und Verwunderung an. *„Na – das geht doch nicht ...."* Ich bot ihm daraufhin an, einmal zu versuchen, dieses Sich-anstrengen-Müssen so weit wie möglich aus dem Schießen herauszunehmen. Wie könnte dies für ihn aussehen? Er überlegte und meinte dann, dass er einfach weniger Pfeile schießen und Pausen dazwischen machen könne. Was er dann auch tat.

Ein paar Tage nach dieser Stunde schrieb er mir folgendes:
„Diese Stunde ließ mich irgendwie nicht los. Als ich mich später zu Hause hinsetzte und nochmal Revue passieren ließ, was da geschehen war, wurde mir klar, dass ich noch nie wirklich daran gedacht habe, dass ein Tun mit weniger Aufwand und Kraftanstrengung möglich wäre. Es gab immer nur eine Art für mich, Sachen zu erledigen, und die hatte mit „ich muss mich anstrengen" zu tun.

Denn sonst war die Sache nichts wert (...) Rational war mir zwar klar, dass dies so nicht stimmt. Aber jetzt habe ich tatsächlich erfahren, dass dies so nicht sein muss. Das bringt mich gerade ziemlich durcheinander. Und irgendwo in mir spüre ich Traurigkeit."

In der nächsten Stunde griff ich diese Traurigkeit auf und lud Ludwig ein, dieser im Schießen Ausdruck zu verleihen. Dabei sollte er sich erlauben, jedem Körperimpuls, den er wahrnahm, Raum zu geben. Nach den ersten Pfeilen begann sein Rücken zu schmerzen. Dies führte dazu, dass er begann, während der nächsten Pfeile diesen sanft vor und zurück zu bewegen. Dann bemerkte er, dass seine Knie leicht zu zittern begannen, und auf meine Nachfrage meinte er, dass es sich anfühle, als könne er sich langsam nicht mehr auf den Beinen halten.
„Es ist als würde mich etwas nach unten ziehen wollen."
Auf meinen Vorschlag hin, diesem Impuls einmal zu folgen, legte Ludwig den Bogen zu Boden und beugte langsam seine Knie, bis diese den Boden berührten. Als ich ihm anbot, seine Augen zu schließen und nachzuspüren, mit was er jetzt in Kontakt kommt, begann er leise zu stöhnen und der Satz *„Ich will endlich mal klein sein dürfen!"* brach aus ihm heraus. Er schluchzte leise vor sich hin.

Nach einer Weile wandte Ludwig sich wieder zu mir und ich fragte ihn, ob er jetzt hier vielleicht diesem Wunsch, klein sein zu dürfen, nachgehen wolle. Ein leichtes, ungläubiges Lächeln erschien auf seinem Gesicht und er nickte. Ich schlug ihm vor, doch mal einen Bogen zu wählen, der ihm dies ermögliche. Ludwig stand auf, und als er vor den Bögen stand griff er spontan zu dem kleinsten Bogen. *„Ja... der ist es... Ich bin ja auch klein! ... Und – ich brauch´ jetzt auch andere Pfeile."*
Er suchte sich daraufhin ganz unterschiedlich farbige aus und stellte sich vor die (Ziel-)Scheibe. Ich fragte ihn spontan, ob er vielleicht auch eine kleinere Haltung einnehmen wolle. Dies fand er toll, und so zeigte ich ihm, wie er aus dem Kniestand schießen könne. Am Ende der Stunde wollte **„der Junge"** dann noch auf Luftballons schießen, die wir gemeinsam aufbliesen und auf der Scheibe verteilten.

„Was für eine Stunde! (...) Ich hatte den kleinen Jungen in mir schon fast vergessen. (...) Alles war so logisch und folgerichtig – mein Rücken, der wieder zu schmerzen begann, das Bewegen, statt wie sonst Dagegen-Stemmen und das darauffolgende Zittern meiner Knie, das so stark wurde, dass ich mich einfach auf den Boden sinken lassen musste. Ich konnte gar nichts anderes tun.
Und dann dieser Satz „Ich will endlich mal klein sein!" Der brach einfach so aus mir heraus. Und ich spürte, wie sehr der stimmt. Wie sehr ich dies mir wünschte und wie wenig ich dies tatsächlich zulassen kann. Wie sehr ich auf Leistung und mich-anstrengen-müssen geeicht bin. Die Einladung, dies jetzt in der Bogenstunde sein zu dürfen, war – ja, das war irgendwie überwältigend.
Denn ich hätte mir diese nicht geben können; mir wäre es peinlich gewesen, diesem wirklich hier vor den Augen meiner Therapeutin nachzugehen. Doch ich habe gesehen und gespürt, dass sie dies wirklich so meint, dass ich tatsächlich jetzt klein sein darf. (...) Diese Freude, diese Lebendigkeit, Unbeschwertheit und ja, auch Albernheit, ausdrücken zu dürfen, schwingt noch in mir nach... Ich habe mir fest vorgenommen, mir zukünftig mehr Zeit für „meinen Jungen" zu nehmen."

› Dein „Stop!“ ist meine Sicherheit – Eine Paarsitzung

Kai und Mara, beide Mitte 40, sind seit mehreren Jahren ein Paar.
Beide kannten mich aus Bogenworkshops und beschlossen, eine Paarsitzung bei mir zu nehmen, da sie seit kurzem in einer schwierigen Lebenssituation waren. Kai hatte seit mehreren Monaten unter immer wieder kehrenden starken Knieprobleme gelitten, die es ihm zum einen unmöglich machten, sein sonst so aktives Leben – er trieb viel Sport – weiter aufrechtzuerhalten, und die letztendlich dazu führten, dass er seinen Beruf als Parkettleger aufgeben musste. Ohne Arbeit zuhause sitzend, war er nun die meiste Zeit mit seinen Zukunftsängsten beschäftigt, über die er sich **„unbedingt“** mit Mara unterhalten wollte. Sie wiederum, nun die Alleinverdienende in einer Rechtsanwaltskanzlei, fühlte sich damit oftmals überfordert. Dies konnte sie ihm gegenüber jedoch nicht ausdrücken, so dass ihre einzige Möglichkeit darin bestand, sich immer wieder zurückzuziehen, was er wiederum nicht verstehen konnte.

Auf meine Frage, was sie beide brauchten, kam von Kai, dass er einfach nicht wüsste, wann er sich Mara mit seinem Bedürfnis nach Austausch nähern könne. Mara meinte, dass sie sich nicht getraue, diesem Wunsch nicht nachzukommen, da sie schließlich ja wüsste, wie wichtig dies für ihn wäre. Ich lud sie ein, damit im Bogenschießen zu experimentieren.

Beide suchten sich den für sie passenden Bogen und Pfeile aus; legten einander den Armschutz an und wählten sich dann jeweils ihre (Ziel-)Scheibe aus. Nachdem sie ein paar Pfeile zum Ankommen geschossen hatten, gab ich Kai die Aufgabe, immer einmal wieder zu Mara zu gehen und Pfeile auf ihre Scheibe zu schießen.
Mara sollte ihm, sobald ihr dies zu viel wäre, irgendwie signalisieren.
Auf meine Frage, wie sie dies tun könne, überlegte sie und sagte, dass sie nicht **„Nein“** sagen wolle, aber sich ein **„Stopp“** gut anfühlen würde.

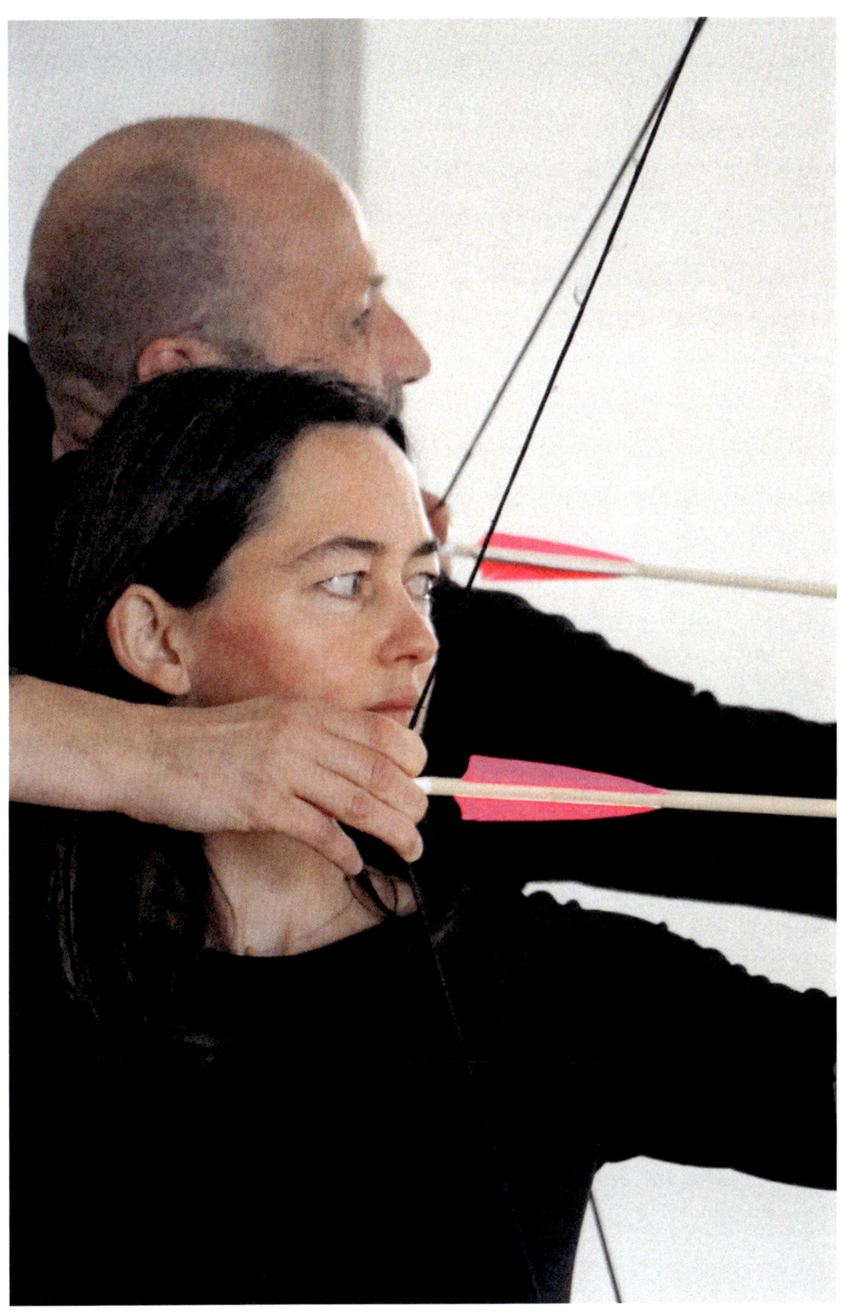

Kai schoss nun zwei, drei Pfeile auf seine (Ziel-)Scheibe, ging dann zu Mara, schoss einen einzigen Pfeil auf ihre Scheibe und kehrte danach sogleich wieder zu seiner zurück. Dies wiederholte sich noch ein paarmal, bis er seine Pfeile geschossen hatte. Mara warf einen schnellen Seitenblick zu Kai, als er den ersten Pfeil auf ihre Scheibe schoss; bei den nachfolgenden reagierte sie nicht mehr direkt auf ihn und schoss ihre Pfeile einfach weiter.

Ich bat beide, als sie fertig waren, kurz ihre Augen zu schließen und nachzuspüren, wie dies für sie war.

Mara: *„Als Kai das erste Mal kam, bin ich leicht zusammengezuckt, weil ich nicht wusste, wieviel Pfeile er jetzt auf meine Scheibe schießen wird. Dass es dann und danach immer nur einer war, hat mich echt entspannt. Aber ich weiß ehrlich nicht, ob er sich damit nicht gebremst hat."*

Kai: *"Ich hab´ gemerkt, dass ich mich gar nicht traute, mehr Pfeile zu schießen, und nach dem jeweils geschossenen auch sofort zu meiner Scheibe zurückgekehrt bin ... Und ja, ich hätte manchmal gern mehr Pfeile auf deine Scheibe schießen wollen."*

Ich schlug daraufhin Kai vor, sich in der nächsten Runde mehr zu getrauen, seinem Bedürfnis zu folgen, nicht nur einen Pfeil auf Maras Scheibe zu schießen. Und Mara erinnerte ich daran, dass sie jederzeit **„Stopp"** sagen könne, wenn ihr dies zu viel würde.

Kai begann wiederum erst einmal Pfeile auf seine Scheibe zu schießen, nahm dann einen tiefen Atemzug und ging zu Mara. Er schoss einen Pfeil, dann noch einen und noch einen. Als er den fünften auflegte sah ihn Mara an und sagte leise *„Stopp"*. Kai nahm ihn ab, steckte ihn in seinen Köcher und kehrte zu seiner Scheibe zurück.

Ich bat beide, innezuhalten und zu schildern, wie dies gerade für sie war.

Mara: *„Ich wusste ja, dass du nun mehrere Pfeile schießen wirst; ich habe also abgewartet ... Ich bin froh, dass ich dann, als du den fünften Pfeil aufgelegt hast, „Stopp" gesagt habe, allerdings hätte ich dies auch einen Pfeil früher tun können... oder sollen? ... Ich fand´s aber super, dass du dann gleich weggegangen bist."*

Kai: *„Ich war echt ein wenig aufgeregt, wie du reagieren wirst, wenn ich mehrere Pfeile schieße – und war ehrlich gesagt auch etwas überrascht, dass ich vier hintereinander schießen durfte... Allerdings finde es jetzt schade, dass du dich damit übergangen hast."*

Maras Aufgabe in den nachfolgenden zwei Runden war nun, ihr **„Stopp"** zu geben, sobald sie zum ersten Mal ein zu viel in sich wahrnahm, und Kai bat ich, weiterhin seinem Bedürfnis nachzugehen. Danach tauschten sich beide über das Erlebte aus:

Kai: *„Die Einladung und Erlaubnis von Sada, soviel Pfeile auf deine Scheibe zu schießen wie ich wollte, hätte ich mir ehrlich gesagt selbst nicht geben können, da ich schon zu sehr das Gefühl hatte, mit meinen Sachen zu viel zu sein...*
Die ersten Male habe ich mich ja dann auch sehr zurückgehalten ... Dein erstes „Stopp" nach vier Pfeilen war für mich echt überraschend, weil ich gar nicht mit so vielen Pfeilen gerechnet habe, die ich auf deine Scheibe schießen durfte ... und es hat ja auch eigentlich nicht wirklich gestimmt, wie du selbst sagtest... Als wir dann weiter machten und du dann in einer der nächsten beiden Runden schon nach zwei Pfeilen „Stopp" gesagt hast, war das echt befreiend für mich.
Dein „Stopp" war so klar, ohne jeden Vorwurf. Ich bekam mit, dass du auf dich achtest. Und ich dies nicht tun muss. Das hat mir eine große Sicherheit verliehen."

Mara: *„Für mich gibt es zwei eindrückliche Momente. Zum einen mein erstes „Stopp". Dass du sofort darauf reagiert hast und den Pfeil wieder abgenommen hast, war toll. Gleichzeitig war es aber auch bitter für mich, zu spüren, dass ich mich nicht traute, dies schon früher zu sagen. (... Ja, und dann der Moment, als ich das „Stopp" in mir ganz klar spürte, es auszusprechen wagte und dann erfahren konnte, dass du dies einfach so annehmen konntest und sofort aufhörtest, weiter auf meine Scheibe zu schießen. Das war so gut.*

Und jetzt von dir zu hören, dass dieses „Stopp“ dir Sicherheit gibt im Umgang mit mir. Das hätte ich echt nicht gedacht! Ich bin immer davon ausgegangen, dass du dich dann von mir zurückgewiesen und verletzt fühlst.“

Zum Abschluss der Stunde lud ich beide ein, noch gemeinsam zu schießen. Kai und Mara wählten sich eine gemeinsame (Ziel-)Scheibe aus; nach ein paar Pfeilen wechselten sie zur anderen. Und als Kai Mara fragte, ob er auch einmal **„Stopp“** zu ihr sagen könne und sie dies lachend bejahte, endete die Stunde mit einem spielerischen **„Stopp“**-Schießen der beiden.

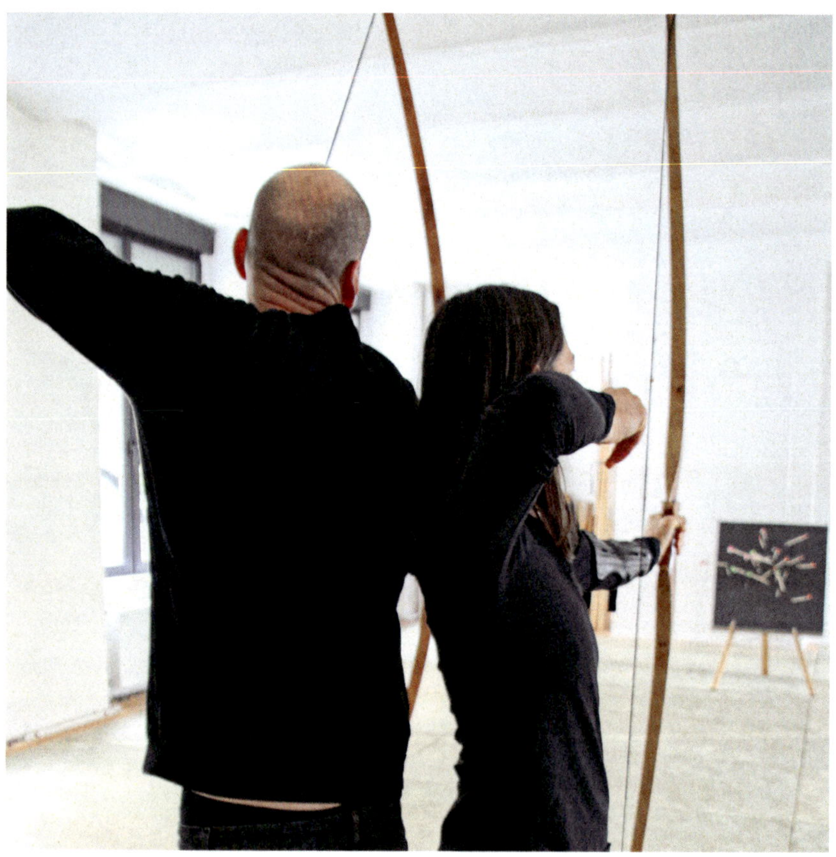

› Das Gebrüll der Löw*innen

Die folgende Sequenz entstand auf einem mehrtägigen Workshop für angehende Psychotherapeut*innen, die die therapeutische Arbeit mit dem Bogen kennenlernen wollten. Für die Übung hatten sich die Teilnehmer*innen in Kleingruppen mit jeweils drei Personen aufgeteilt. Meine Aufgabe an sie war, dass die jeweils Schießenden von den beiden anderen darin unterstützt werden, sich genauer wahrnehmen und gegebenenfalls in ihren Ausdruck kommen zu können.

Roland, ein Mann Mitte 30, hatte sich mit seiner Kleingruppe die hinterste (Ziel-)Scheibe ausgesucht. Vor ihm waren noch zwei weitere Gruppen. Auf mein Pfeilfreigabesignal hin begann er seine Pfeile zu schießen. Irgendwann jedoch hielt er inne; es schien, als sei er in einer Art Starre gefangen.

Im Folgenden lasse ich ihn selbst das Geschehen beschreiben:
„Die Gruppe vor mir war so laut, alle sprachen durcheinander, meine beiden Begleiter fragten mich etwas und ich konnte sie nicht verstehen. Ich verlor die Orientierung in dem „Lärm" und wurde immer starrer. Es kamen Erinnerungen des rasenden und nicht enden wollenden Gebrülls meiner Eltern in mir hoch. Mein Herz raste; meine Kehle drückte es zu. (...) Thomas schlug vor, bei den nächsten Pfeilen hörbar auszuatmen, was ich versuchte, mir aber nicht gelang. Daraufhin meinte Veronique, dass sie dies doch erstmal für mich übernehmen könnten. Ich stimmte dem zu. Ich legte also den nächsten Pfeil an, beide neben und hinter mir wissend und schoss ihn ab. Es tat gut, dabei ihre „Ahhhhs" zu hören. Nach einer Weile bemerkte ich, dass ich mich mehr und mehr entspannte, und irgendwann auch tiefer zu atmen begann. (...)

Und auf einmal kam, ohne dass ich dies irgendwie geplant hätte, beim Loslassen des Pfeiles ein Schrei aus mir! Ich bin im ersten Moment erschrocken und habe Thomas und Veronique gefragt, ob dies o.k. sei, was sie bejahten. Und auch von Sada kam sofort ein bestätigendes Nicken, als ich zu ihr blickte. Sie gab diese Frage auch an die übrigen Gruppen weiter, und nach deren Zustimmung lud sie mich ein, ruhig die Stimme bei den nächsten Pfeilen weiter mitzunehmen – gleich, was da hinaus wolle. (...) Ich schoss also weiter und bei jedem Pfeil gab es einen weiteren Schrei von mir, und diese Schreie wurden lauter und kräftiger. Thomas und Veronique haben anfangs noch mit geschrien, aber irgendwann übertönte meine Stimme ihre. Und dann merkte ich, dass es um mich still wurde... Da habe ich auf einmal Freude in mir gespürt – der Satz: „Ich hab´ den Lärm endlich zum Schweigen gebracht!" war in mir. Das hat sich wie ein kleiner Sieg angefühlt (...)

Als wir uns nachher alle gemeinsam austauschten, war ich doch ein wenig unsicher, wie bei den anderen dies „Gebrüll" von mir angekommen war. Sada schlug einen ihrer Realitätschecks vor, das heißt, direkt jetzt nachzuprüfen, was davon stimme. (...) Ich war ziemlich erstaunt, als Claudia dann meinte, dass sie es mutig fand, dass ich mich dies getraute, und sie sich wünschen würde, selbst auch einmal einfach so losbrüllen zu können. Die anderen haben dazu genickt. Das hätte ich so nicht erwartet. Aber der tollste Moment war dann, als Sada fragte, ob wir denn Lust auf eine Brüll-Schießrunde hätten und alle zugestimmt haben!"

› Ohne meine Angst – ein langer Weg zurück zum Leben

Das folgende ist die Beschreibung eines Therapieprozesses, der sich über mehrere Jahre hinzog. Daher ist diese nur fragmentarisch.
Zoë ist eine Frau Mitte 40 und arbeitete, als ich sie kennenlerne, als Therapeutin in einer psychosomatischen Klinik. Sie kam zu mir, weil sie sich immer wieder, wie sie beschrieb, **„abgetrennt"** von sich selbst wahrnahm, und häufig **„aus dem Nichts heraus"** von Gefühlen der Hilflosigkeit und des Nicht-sicher-Seins ergriffen wurde. Sie suchte eine körperorientierte Therapiemöglichkeit, und dabei mit dem Bogen zu arbeiten, hatte sie spontan angesprochen.

Zoë, eine große schlanke Frau, stand, was sofort ins Auge fiel, nicht aufgerichtet, sondern hielt immer ein wenig die Schultern hochgezogen und krümmte ihren Oberkörper leicht nach vorne. Darauf von mir angesprochen erwiderte sie, dass sie das Gefühl habe, dass sie sich nicht aufrichten, nicht wirklich sichtbar werden dürfe, da die Reaktionen von außen nicht vorhersehbar wären. In den ersten Stunden mit dem Bogen lud ich sie immer wieder ein, bevor sie den Bogen spanne, sich einmal in ihrer gesamten Größe aufzurichten und dies im Auszug für einen Moment beizubehalten. Nach einiger Zeit konnte sie dieses Aufgerichtet-Sein bis nach dem Lösen des Pfeiles beibehalten. Auffällig war jedoch, dass sie sehr schnell den Bogen spannte, nur einen winzigen Moment lang im Auszug blieb und, nachdem sie den Pfeil abgeschossen hatte, stets ihren Kopf sofort von der (Ziel-) Scheibe wegdrehte. Als dies in einer Stunde wieder einmal vorkam, gab ich Zoë die Aufgabe mit, doch einmal zu beobachten, was sie während und nach dem Abschießen des Pfeiles wahrnahm.

Ihr fiel ihr zunächst auf, dass sie den Kiefer anspannte und ihre Zähne aufeinander presste; bei weiterem Beobachten wurde ihr bewusst, dass sie auch die Luft anhielt, bis der Pfeil auf der (Ziel-)Scheibe landete. Als ich sie fragte, ob ihr noch weiteres auffalle, zögerte sie einen Moment und erwiderte schließlich, dass sie nicht genau hinsehe, wo der Pfeil lande. *„Ich glaube, ich*

atme deshalb überhaupt nicht aus und dreh mich nach jedem Pfeil ganz schnell weg, weil ich gar nicht genau sehen will, was da vorn dann passiert." Als ich sie fragte, was denn da vorn passieren könnte, begann sie zu zittern und sagte mit belegter Stimme: *„Ich weiß nicht ... aber ich fürchte ..."*
Tränen stiegen in ihr hoch.

Aus ihrer Biographie, die sie mir nach und nach erzählte, wurde deutlich, dass sie in ihrer Kindheit und frühen Jugend immer wieder die Erfahrung gemacht hatte, hilf- und wehrlos gegenüber ihrem unberechenbaren, cholerischen Vater gewesen zu sein. Ihre Überlebens-Strategie wurde, sich unsichtbar zu machen. Was auch bedeutete, jeglichen Ausdruck von Gefühlen und damit ihrer Lebendigkeit zu unterdrücken.

In den weiteren Stunden arbeiteten wir daran, dass sie übte, den Pfeilen, die sie abgeschossen hatte, hinterher zu sehen; genau mitzubekommen, wo und wie sie die (Ziel-)Scheibe trafen; den Aufprall zu hören; sich bewusst zu machen, dass dies das Ergebnis ihres Tuns ist.
Dazu schrieb sie mir:

„... Ich habe nach unserer letzten Stunde – völlig entgegen meinen Gewohnheiten – einen mir nicht bekannten Weg zur Arbeitsgruppe eingeschlagen, der mich an sehr belebten Plätzen vorbeiführte. Das würde ich normalerweise völlig vermeiden. Stattdessen bin ich mitten durch die Menschenmassen gegangen, ohne mich wegzuducken, weil ich durch den Bogen wusste, dass ich nicht wehrlos bin. Ich weiß nicht, wann ich mich das letzte Mal so sorglos gefühlt habe."

Der nächste Schritt in unserer gemeinsamen Arbeit war, dass Zoë sich mehr und mehr traute, während des Schießens die Luft nicht mehr anzuhalten, sondern auszuatmen. Zuerst geschah dies vorsichtig stockend, ohne jedes Atemgeräusch. So, als müsste sie sich immer wieder vergewissern, dass kein Angriff, keine Bestrafung erfolgt, wenn sie hörbar wird. (Und ich forderte sie auf, sich immer wieder dessen bei mir zu vergewissern, was sie auch tat.).

Dann kam der Moment, in dem sie zum ersten Mal wirklich hörbar ausatmete. Ein Moment, in dem in ihr neben der Angst auch Erleichterung und eine leichte Spur von Freude zu spüren war. Das hörbare Ausatmen lockte bald auch weitere Geräusche hervor, und mit ihnen das Gefühl, dass **„etwas in der Kehle feststeckte".** Im Bewusstsein, mit dem Bogen wehrhaft zu sein, konnte sie sich mehr und mehr erlauben, dies mit den Pfeilen nach außen zu bringen. So flogen mit der Zeit Pfeil um Pfeil Angst, Schmerz und Traurigkeit nach außen. Sie scheute sich jedoch weiterhin, ihre Kraft und die dahinterliegenden Gefühle wie Wut wirklich zuzulassen. Zu sehr verband sie diese immer noch mit unberechenbarer, zerstörerischer, Gewalt.

In den nächsten Wochen und Monaten näherten wir uns immer wieder vorsichtig diesem Thema an. Ich ermutigte Zoë, stärkere Bögen zu nehmen, um mehr ihre Kraft spüren zu können, und ließ sie öfter in der Krieger*innenstellung[14)] aus dem Yoga schießen. Dabei sollte sie auch immer wieder einmal die Distanz zur (Ziel-)Scheibe verändern. So wollte ich Zoë ermöglichen, genau mitzubekommen, was ihre Pfeile für eine Wirkung hatten, damit sie die Angst davor verlor, etwas zu zerstören.

Über mehrere Wochen ging dieser Prozess des eigenen Zutrauens, Annehmens und Ausdrückens ihrer Kraft, Stärke, Durchsetzungsfähigkeit; ihrer Wut und Aggression. Mit jedem Pfeil, den sie damit abschießen konnte, wurde auch ihr Atem sicht- und hörbarer. Und irgendwann flog ein Pfeil mit einem lautem Schrei von ihr in die Scheibe. Darauf angesprochen, wandte sie sich mir zu, mit Tränen in den Augen und einem Lächeln auf den Lippen. *„Das war gerade pure Freude!"*

14) Stellung, in der die Füße schulterbreit geöffnet sind, wobei das hintere Bein gestreckt und der vordere Fuß im Winkel von 45–60° in Richtung (Ziel-)Scheibe gedreht wird. Das Knie wird so gebeugt, dass es über der Ferse steht. Beim Schießen kann auch erst beim Lösen des Pfeiles das Knie gebeugt werden; dies macht das Ganze dynamischer.

Über diese Zeit schrieb sie später einmal folgendes:

„Mein ganzes Erwachsenenleben hindurch bin ich in der Lage, und bisher ist es mir auch gelungen, mich in Sicherheit vor äußerer Gefahr zu bringen; körperliche Angriffe zu deeskalieren oder ihnen aus dem Weg zu gehen; mir ein sicheres Umfeld zu schaffen mit Menschen und Umgebungen, die meine Sicherheit nicht gefährden. Doch in jeder denkbaren Situation konnte es mir passieren, plötzlich von einem Gefühl des Nicht-sicher-Seins, der Wehr- und Hilflosigkeit ergriffen zu werden. Ich fühlte mich diesen Gefühlen ausgeliefert und reagierte gewohnheitsmäßig auf zwei verschiedene Weisen. Entweder, indem ich mich von meinen Gefühlen abtrennte, funktionierte als sei ich ferngesteuert und mich zugleich über diese Empfindungstaubheit innerlich verurteilte und darunter litt. Oder ich konnte nicht mehr klar denken, fühlte mich schwer gefährdet, ausgeliefert und verletzlich. Dann versuchte ich, möglichst nicht hörbar, nicht sichtbar, nicht da zu sein. Eine Kontrolle der Situation schien unmöglich, was wiederum angstverstärkend wirkte (...)
Über meine gesamte, bewusst erlebte Kindheit hinweg machte ich die sich immer wiederholende Erfahrung, chancenlos gegen Angriffe auf physischer und psychischer Ebene zu sein. Mein Postulat wurde: "Ich werde niemals dagegen ankommen; es ist zu gefährlich, sich zu wehren". Meine Sicherheit, im Sinne von Gewissheit, bestand lange Zeit darin, sicher zu sein, dass Kraft und Lebendigkeit auszudrücken Gefahr bedeutet. Das zeigte sich in der Bogentherapie dadurch, dass ich das Lösen des Schusses sehr schnell ausführte, ohne auch nur ein kurzes Verweilen im Auszug, und das Resultat, den Pfeil auf der Scheibe, nicht anschauen konnte. Es war, als fürchtete ich der, Pfeil könne zurückschlagen. Ich erwarte förmlich Bestrafung für meine Tat (...)

Mit dem Bogen fand ich ein für mich passendes und sehr machtvolles Mittel, zu fühlen, nicht wehrlos zu sein. Wenig ist dazu geeigneter, als diese – unter Umständen – tödliche Waffe! Ich habe das Recht, kann es mir erlauben und habe die Möglichkeit mich zu wehren (...) In den Bogentherapiestunden machte ich erstmalig die Erfahrung bewusst, wie es ist, nicht für mich allein, sondern mit dem Bogen als Gegenüber, in meine Kraft zu gehen. Er machte sie sicht- und spürbar, auch hörbar mit dem Einschlag des Pfeils auf der Scheibe.

Anfangs spürte ich viel Angst vor dieser Kraft, und wollte sie gar nicht wahrnehmen oder gar ausdrücken. In ihr schwang oft eine tiefe Wut mit, die für mich durchgehend negativ besetzt war und mir nicht kontrollierbar erschien. Daher konnte ich sie nicht zum Ausdruck bringen, auch wenn sie wie ein Kloß in meiner Kehle steckte oder mir diese zudrückte (...)
Dass in der gespürten Wut nicht nur potentielle Gewalt steckt, konnte ich rational zwar irgendwie verstehen, dies befand sich jedoch fern ab all meiner bisherigen Erfahrungen. Ich verstand, wenn du bei ihr von „Energie“ sprachst, aber mir war völlig fremd, dass diese auch positiv sein könnte (...)
Inzwischen konnte ich über einen langen Zeitraum immer wieder in der Bogentherapie die Erfahrung machen, dass aufkommende Gefühle wie Angst oder Schmerz und Traurigkeit zu zeigen nicht geahndet wird (möglichst auch nicht durch eigene Verurteilung), so dass keine Veranlassung besteht, sie zu verstecken oder zu unterdrücken. Ganz langsam hat mir dies mit Hilfe des Bogens erlaubt, mich auch meiner Kraft und der Wut zuzuwenden.

Auch wenn ich immer wieder davor zurückgeschreckt bin, Umwege und Schleifen gezogen habe, konnte ich mir durch deine Unterstützung irgendwann tatsächlich die Erlaubnis geben, mich kraftvoll und stark zu empfinden, und dies sogar zu mögen, statt es wie bisher zu verurteilen.
Ich habe tatsächlich erfahren, dass Kraft und Wut nicht nur zerstörende Energie, sondern auch ein Ausdruck von Lebendigkeit sind. So hat sich in mir ein Zustand, der sich bisher gefährdend, macht- und hilflos angefühlt hat und angstbesetzt war, gewandelt in einen Zustand, in dem ich in der Lage bin, immer mehr Sicherheit, Stärke und sogar Freude zu empfinden.“

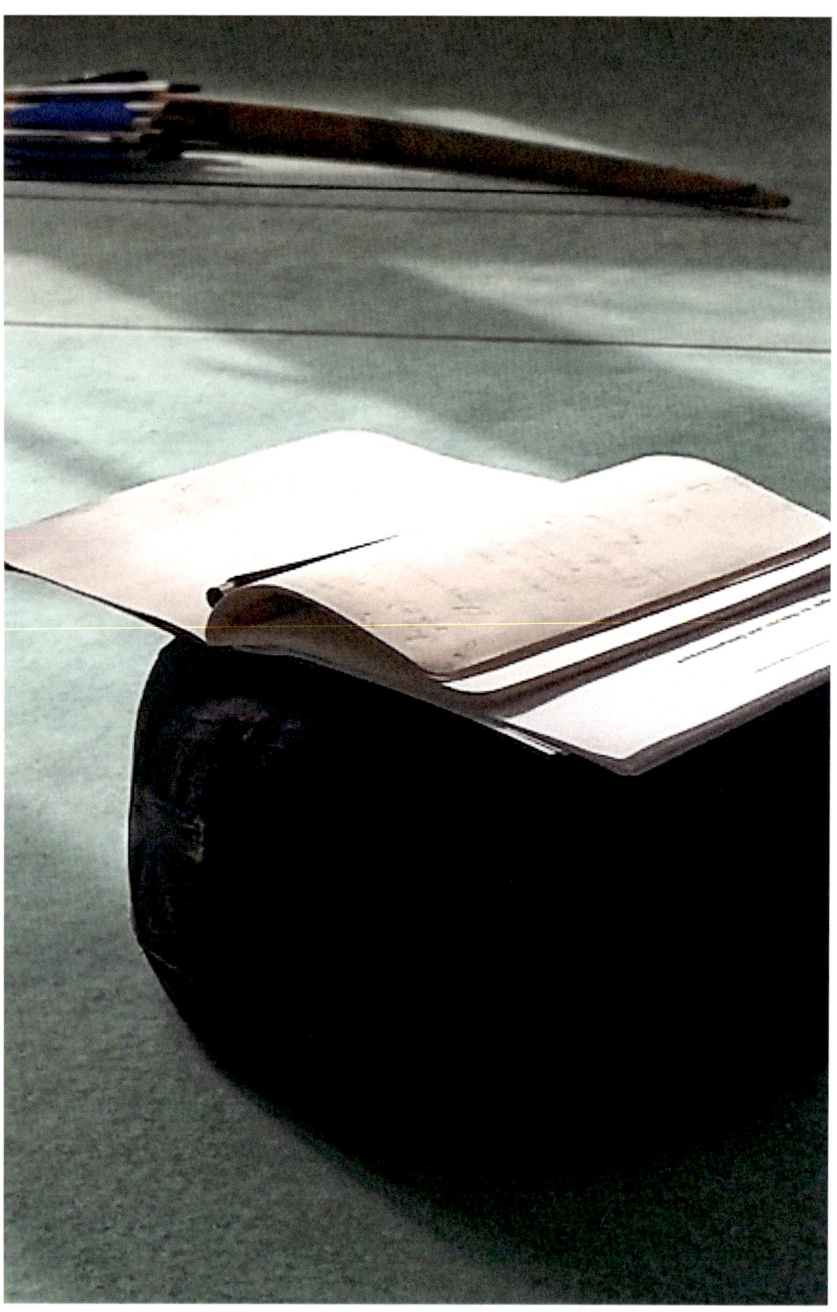

› Erlebnisberichte

In jeder meiner Ausbildungsgruppen im therapeutischen Bogenschießen gehören die sogenannte Erlebnisberichte dazu. Diese nach jedem Modul für sich selbst anzufertigen und mir ganz oder teilweise zukommen zu lassen, ist eine der von mir gestellten Hausaufgaben. Nochmals danke an alle, die mir erlaubten, diese hier abzudrucken.

René:
„Bei meiner ersten Begegnung mit dem Bogen an einem deiner Infotermine hatte ich Schwierigkeiten, diesen überhaupt aufzuspannen. Dein Hinweis, einmal nachzuspüren, inwieweit ich wirklich entschlossen wäre, dies auch zu tun, brachte mich mit meiner mir wohlbekannten Unentschlossenheit in Kontakt. Dieser Moment allein ließ mich erahnen, was mit dieser Arbeit alles möglich sein kann. Daher war mir klar, dass ich bei dir diese Ausbildung machen möchte (...)

Nun habe ich das erste Modul hinter mir. In und mit einer sehr spannenden Gruppe. (...) Meine Unentschlossenheit und mein Zögern hat mich auch hier wieder begleitet. Doch ich musste weniger dagegen ankämpfen, wie ich es sonst so oft mache. Wenn ich darüber nachdenke, glaube ich, dass es an dem Wohlwollen und der Achtsamkeit sich selbst und den anderen gegenüber liegt, an die du uns in diesen Tagen immer wieder erinnert und eingeladen hast (...)
Für mich ist der Raum, in dem wir bei dir die Ausbildung machen, ein Raum, wo Dinge (noch einmal) mobilisiert und ver-rückt werden können, die, wann auch immer, aus dem Gleichgewicht geraten sind. Gerade dies Raum-Geben und Zeit-Lassen erlaubte es, in die Tiefe hineinzuspüren und immer feiner darin zu werden zu beobachten, zu sein und geschehen zu lassen (...) Ich habe schon jetzt das Gefühl, dass das, was hier entsteht, von unschätzbarer Qualität und auch Wichtigkeit für meinen eigenen Prozess und die spätere therapeutische Begleitung mit dem Bogen sein wird."

Eric:

„Bei mir klingt von den Übungssequenzen des letzten Moduls vor allem nach, was Raum und Distanz bedeutet. Distanz zum einen zwischen mir und meinem/er Begleiter/in: Wo möchte ich sie/ihn stehen haben? Getraue ich mich, mehr Nähe zuzulassen, oder sie/ihn auch weiter weg zu schicken? Oder halte ich nur aus? Getraue ich mir wirklich, meinen Impulsen, Bedürfnissen und auch Wünschen nachzugehen? (...) Und dann die Distanz, wenn ich in der Begleitung bin: Was ist jetzt wie anders? Und wie fühlt es sich dabei an, mit Nähe und Distanz zu experimentieren? Meine Erfahrungen dabei waren sehr unterschiedlich. Nicht nur in den jeweiligen Rollen selbst, sondern auch, mit wem ich es als Begleitung oder als Klient/in zu tun hatte. Das Überraschendste darin war für mich, dass ich mich so manches Mal selbst überraschen konnte; in Momenten, in denen ich dachte, mich „dem/der" gegenüber nicht öffnen zu können, mich doch damit zeigen konnte, was sich in mir tat und in der Begleitung von jemanden, den ich als schwierig für mich empfand, es mir leichter fiel mitgehen zu können, als ich erwartet hatte.

Woran das lag? Ich glaube, vor allem, weil wir immer wieder von dir eingeladen wurden, nichts erreichen zu müssen und zu wollen. Und ich diese Haltung sowohl bei meinen Begleitungen spüren als auch mich selbst in der Begleitung immer wieder daran erinnern konnte (...) In den nachfolgenden Austauschrunden meiner Kleingruppe und später im Plenum konnte ich sehr von den Erlebnissen der anderen profitieren. Nicht nur, weil einige mein eigenes Erleben widerspiegelten und durch ihre präzisen Beschreibungen manches von mir, was ich noch nicht so recht in Worte fassen konnte, auszudrücken vermochten. Sondern auch, weil es ganz andere Erfahrungen gab, die bei mir einen Aha-Moment hinterließen: So kann es also auch sein."

Tina:

„Mir ist jetzt beim Schreiben klar geworden, dass es zwei ganz zentrale Punkte gab, die mich aus diesem Modul nicht mehr loslassen wollen: Es ist zum einen das Wiedererlangen der Selbstermächtigung und zum anderen dein Satz „Wir tragen die Sehnsucht und Fähigkeit in uns, danach zu streben, unsere Potenziale zur Entfaltung zu bringen". Beides gehört für mich zusammen. Ich übernehme wieder die Macht, über mich zu entscheiden bzw. für mich zu entscheiden (...) Mit dem Bogen kann ich dies wunderbar erlernen. Denn meine Macht des Entscheidens beginnt mit der Wahl meines Bogens, der Pfeile, des Armschutzes, des Köchers. Mit dem bewussten Ergreifen des Pfeiles, dem Einnocken, Spannen, Ankern und seinem Freigeben. Ich entscheide, was, wann und wie all dies geschieht. Und in welchem Tempo und welchem Rhythmus (...) Wenn ich dies tue, komme ich erst gar nicht in den Konflikt zwischen Innen und Außen, weil ich eins bin mit meinem Gefühl und meinem Tun. Und das wiederum bringt mich viel näher zu mir selbst, an meine Potentiale (...)

Ich überprüfe nun bewusster mein Verhalten in Situationen, in denen ich vor Entscheidungen stehe: Mache ich etwas, weil ich es wirklich (so) machen will oder weil es meinem Gegenüber so Recht ist (...) Ich möchte an diesem Thema dranbleiben. Und freue mich daher schon darauf, dies noch weiter und intensiver mit dem Bogen und den anderen im den nächsten Modulen erkunden und erforschen zu können".

Svea:

„Was mich während unseres ersten Moduls zunächst hauptsächlich in den Bann zog, war die allgegenwärtige Achtsamkeit, in die du uns stetig hineinführtest, und die ja auch Teil der Arbeit am Bogen sein sollte. Für mich sind Meditationen und Achtsamkeitsübungen zwar nicht neu, aber in dieser Intensität, wie wir dies über drei Tage betrieben hatten, war es für mich eine großartige neue Erfahrung (...) Deine Präsenz und Aufmerksamkeit uns gegenüber, deine achtsame Führung und Anleitung durch das Modul hindurch hielten mich gleichermaßen wach und präsent. Hinzu kam, dass ich die Themen super spannend und interessant fand. Während ich das hier schreibe und mich erinnere, fühle ich genau wieder diese Lebendigkeit und Begeisterung, die ich während dieser Zeit spürte.

Die schönste und für mich eindrucksvollste Erfahrung war dann schließlich, als ich es am dritten Tag nachmittags schaffte, beim Bogenschießen ganz bei mir zu sein und aufmerksam in mich hineinzulauschen. Ich konnte mich tatsächlich durch den Bogen spüren; da waren eine unglaubliche Kraft und Energie – und zwar meine Kraft und meine Energie! Ich bin glücklich und dankbar für diese Erfahrung. Dadurch ist mir die Bedeutung des Bogens erst wirklich klar geworden, und ich muss gestehen, jetzt kann ich es kaum erwarten, wieder mit dem Bogen zu schießen und zu experimentieren!“

Alena:

„Ich habe mich nach dem letzten Modul viel mit deiner Frage der „idealen Begleitung für mich“ auseinandergesetzt und mag dir hierzu etwas schreiben: Für mich ist dies eine Begleitung, die offen ist, neugierig, empathisch; die „gleichmütig“ willkommen heißt und mir damit einen maximalen Raum zum Erforschen lässt. Die weder gleich kommentiert noch interpretiert, und die immer wieder dazu bereit ist, aus ihren eigenen Denkmustern auszusteigen. Am wichtigsten jedoch ist für mich eine achtsame Zurückhaltung, die vorsichtig nachfragt und vor allem geduldig ist. Ich bin oft langsam im Spüren und noch langsamer darin, dafür passende Worte zu finden. Ich brauche jemanden an meiner Seite, der/die mir dafür Zeit gibt, auch wenn es manchmal länger dauert als bei anderen, und dies abwarten kann. Jemanden, der/die darauf vertraut, dass sich Wichtiges schon im rechten Moment zeigen wird, und auch bereit ist, sich vielleicht manchmal auch zu langweilen.“

Friedrich:

„Was habe ich erlebt? Vor allem wie schnell Themen an die Oberfläche kamen, und mit wie viel Feingefühl du damit umgegangen bist. Ich selbst bin mit einer ganzen Menge in Kontakt gekommen: meinem eigenen Perfektionismus, meiner Bewertung von Situationen, meinem Festhalten an bestimmten Mustern. Meine wichtigste Erkenntnis in diesem Modul: es darf einfach sein! Durch diese Erlaubnis, und vielleicht sogar nur deshalb, konnte sich auch etwas in mir verändern. Nicht, dass ich all dies jetzt einfach so über Bord werfen konnte, aber ich konnte viel gelassener damit sein (...)

In den Begleitungssequenzen am Bogen wurde mir zum ersten Mal bewusst, wieviel Arbeit er eigentlich übernimmt, und wie sehr ich mich dadurch herausnehmen kann – und auch darf! Eine ziemlich ungewohnte Erfahrung, da ich als Therapeut gelernt habe, den Anspruch und die Erwartung an mich zu haben, etwas tun zu müssen. Dass ich derjenige bin, der die Hauptimpulse zu geben hat (...)

Ich ahne schon, dass darin für mich eine Herausforderung liegen wird, mich mehr zum Beobachter zu machen, oder wie du es so oft nennst, zum Zeugen. Ohne aktiv werden zu müssen und ohne überhaupt wissen zu müssen. In den Sequenzen, in denen ich als Klient mit dem Bogen arbeitete, habe ich diese Erfahrung immer wieder gemacht, dass etwas passiert, was ich nicht erahnte, und sich dies, konnte ich es zulassen, scheinbar ganz von allein weiterentwickelte. Das Einzige was ich wirklich tun musste, war präsent zu bleiben. Und offen und neugierig. Und dabei habe ich ja Unterstützung (...) Ich bin wirklich sehr gespannt auf das, was sich noch zeigen wird."

Anhang

Weiterführende Literatur

Meine Lehrer*innen waren und bleiben die vielen Begegnungen und Prozesse, die ich mit Klient*innen und Teilnehmer*innen meiner Workshops, Kurse und Ausbildungsgruppen begleiten durfte.
Daneben gab und gibt es natürlich theoretisches Wissen, und vor allem Berichte, Geschichten und Erkenntnisse aus Büchern, die mich berührt und inspiriert haben. Davon seien einige hier exemplarisch aufgeführt. Diese werden jedoch nie für mich das lebendige miteinander Erleben ersetzen.

- **Coelho, Paolo:** Der Weg des Bogens , (dt. Ausgabe 2017)
- **Dürckheim, Karlfried Graf:** Hara. Die Erdmitte des Menschen. (1956)
- **Jung, Carl Gustav:** Die Beziehung zwischen dem Ich und dem Unbewussten (1971)
- **Herrigel, Eugen:** Zen in der Kunst des Bogenschießens (1948)
- **Kornfield, Jack:** Das weise Herz, Die univ. Prinzipien buddh. Psychologie (dt. Ausg. 2008)
- **Kurtz, Ron:** Hakomi. Eine körperorientierte Körperpsychotherapie (Neuaufl. 2002)
- **Rogers, Carl:** A Way of Being (1980)
- **Suzuki, Shunryu:** Zen-Geist Anfänger Geist, Unterweisg. in Zen- Meditation (dt. 1975)
- **Weiss, Halko; Harrer, Michael E.; Dietz, Thomas:** Das Achtsamkeitsbuch. Grundlagen, Übungen, Anwendungen (2010)

Fotonachweise

Die Fotos in diesem Buch sind während meiner Workshops, Ausbildungen und eines extra anberaumten Fotoshootings entstanden. Sie unterliegen dem Urheberinnenrecht und dürfen nicht anderweitig genutzt werden.
Aus ganzem Herzen nochmals ein großes Danke an meine beiden Fotografinnen **Kerstin Juras** und **Fabienne Sanke** für ihre großartige Umsetzung. Ohne sie hätte ich nicht die Möglichkeit gehabt, mein Beschriebenes auch sichtbar zu machen.

Fabienne Sanke Bilder Seite 85 und 87
Sada Rothacker Seite 9, 17, 83, 99, 116, 123
Karin Juras alle anderen

Die Autorin

Susanne Sada Rothacker

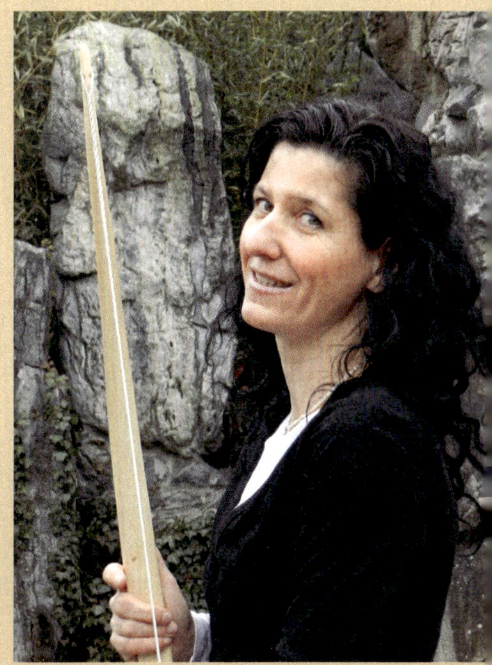

Jahrgang 1967, Gestalttherapeutin und Körper-Psychotherapeutin (HPG), kam vor mehr als einem Jahrzehnt in Kontakt mit dem intuitiven Bogenschießen.
Ihre Faszination daran ließ sie eine Ausbildung zur Bogentherapeutin mit **Hakomi®** machen. Sie nutzt seit mehreren Jahren das Bogenschießen als Medium in der Therapie mit Einzelpersonen, Paaren und Gruppen.
Zudem bildet sie selbst jährlich Interessierte im therapeutischen Bogenschießen aus.
www.bogenwege-berlin.de

UNSERE BÜCHER

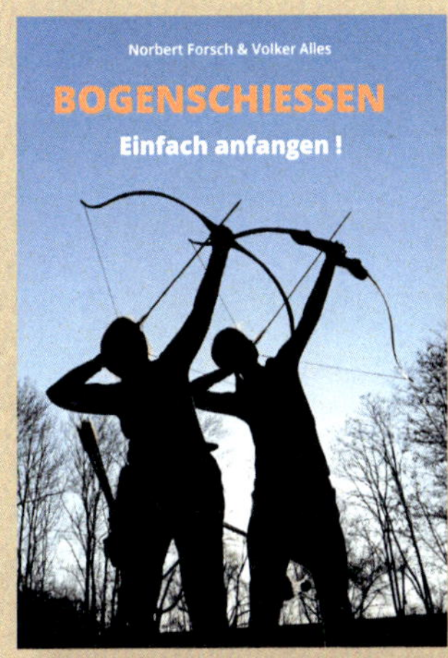

BOGENSCHIESSEN – EINFACH ANFANGEN

Wer sich für das Bogenschießen interessiert, und besonders wer gerade damit anfängt, hat viele Fragen:

- Wie und wo beginnen?
- Mit welchem Bogen?
- Was bedeuten die Fachbegriffe?
- Pfeile – Wieviel Ausrüstung brauche ich?
- Das Aufspannen des Bogens.
- Zielen und Schießen.
- Ein guter Bewegungsablauf.
- Sinnvoll üben.

144 Seiten in Farbe Din A5, Softcover

ISBN: 978-3-938921-90-61

Bestellnr.: 067 24,90 €

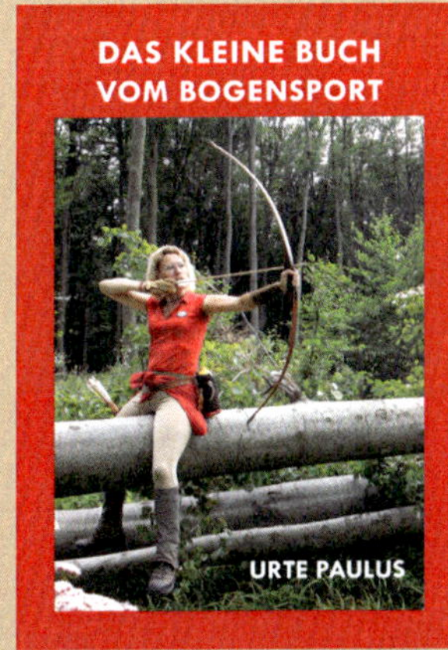

DAS KLEINE BUCH VOM BOGENSPORT

Für Einsteiger zum SCHIESSEN-LERNEN:

- Die wichtigsten Phasen des Schussaublaufs
- Übungen zum Festigen und Verbessern
- Verhalten auf dem 3D Parcours
- Bogenarten, Materialkunde
- „Erste-Hilfe-Maßnahmen": Was tun, wenn...?

Und für Fortgeschrittene bietet es ein detailliertes **Update zum BESSER-WERDEN**.

192 Seiten, Din A5, ISBN 978-3-938921-79-1

Bestellnr.: 060 **28 €**

AUCH ALS E-BOOK 19,99 €

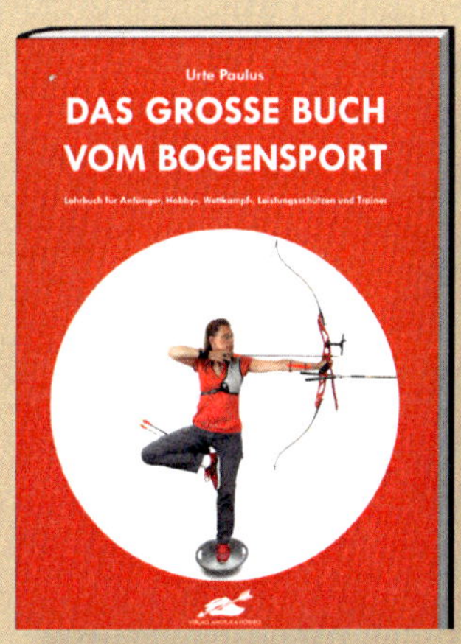

DAS GROSSE BUCH VOM BOGENSPORT

Von Anfang an gleich eine gesunde, kraftsparende Schusstechnik lernen - das bringt viel mehr Spaß beim Schießen und ein dichteres Trefferbild.

- Standardschussablauf für alle Stilarten
- Mehr als 1000 Übungen zum Lernen und Festigen des Schussablaufes

568 Seiten, HC, über 900 Fotos, Downloads und Gratisposter

Bestellnr.: 062 99 €

BÜCHER DIE WEITERHELFEN

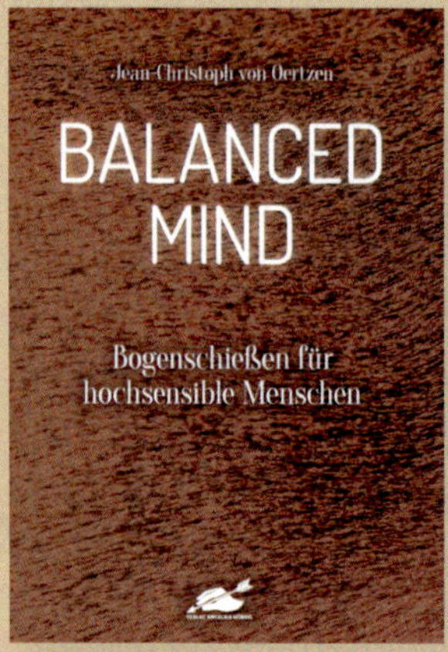

BALANCED MIND

Bogenschießen für hochsensible Menschen. Die Balanced Mind-Methode als Weg zur Selbsterfahrung. Übungsprogramm für entspanntes Schießen.

Bestellnr.: 046 22,80 €

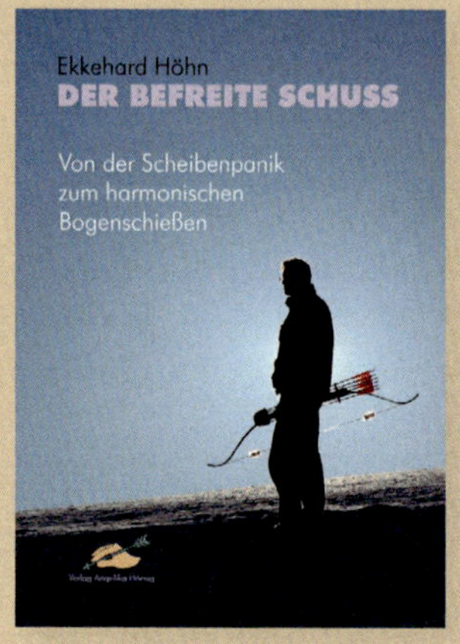

DER BEFREITE SCHUSS

Ekkehard Höhn hat eine Methode zur Überwindung von Scheibenpanik entwickelt, und die Freude am befreiten Schießen wiedergefunden.

Bestellnr.: 030 22 €

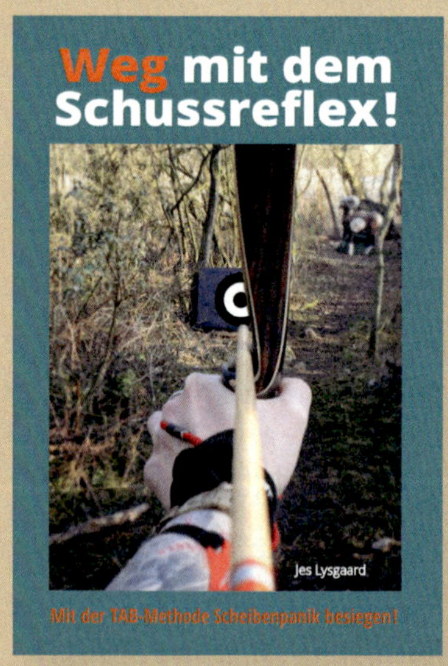

WEG MIT DEM SCHUSSREFLEX

Mit der TAB-Methode Scheibenpanik besiegen

Dieses Buch ist für dich....

WENN DU keine Kontrolle über deinen Schuss hast
WENN DEINE Finger viel zu früh aufgehen
WENN DU DICH ärgerst – weil du es besser kannst
WENN DU bereit bist für einen Neuanfang !

Neue Bewegungsmuster erarbeiten mit Hilfe von Affirmationen und Visualisierungen und damit den Schussreflex auflösen.

DinA5, 104 farbige Seiten, Softcover
ISBN 978-3-938921-69-2

Bestellnr.: 057 19,90 €

AUCH ALS E-BOOK 9,99 €

BOGENBAUEN LEICHT GEMACHT

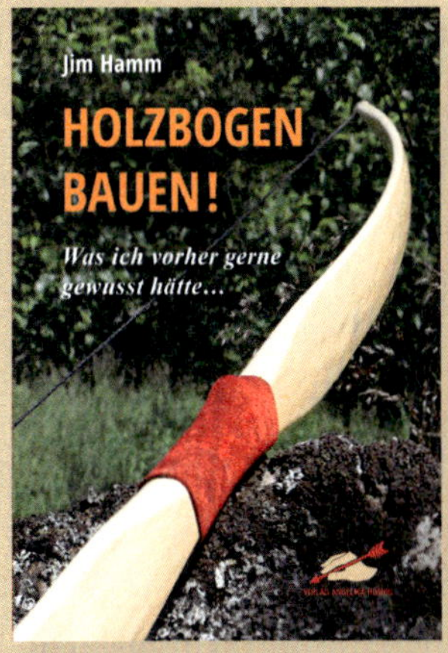

HOLZBOGEN BAUEN!

Was ich vorher gerne gewusst hätte…

Aus über 40 Jahren Erfahrung im Bogenbau hat Jim Hamm drei einfache Grundregeln herausdestilliert, die jedes Bogenbauprojekt zuverlässig gelingen lassen.
Von der Auswahl des Holzes bis hin zum Schießen:
In einfachen Worten und mit konkreten Maßangaben für Bögen aus den verschiedensten Holzarten vermittelt dieses Buch genau das, was man unbedingt wissen muss – oder was man so gerne gewusst hätte, als man mit dem Bogenbauen anfing.

68 farbige Seiten DIN A5 | 978-3-9838921-59-3

Bestellnr.: 050 18,80 €

Auch als E-Book

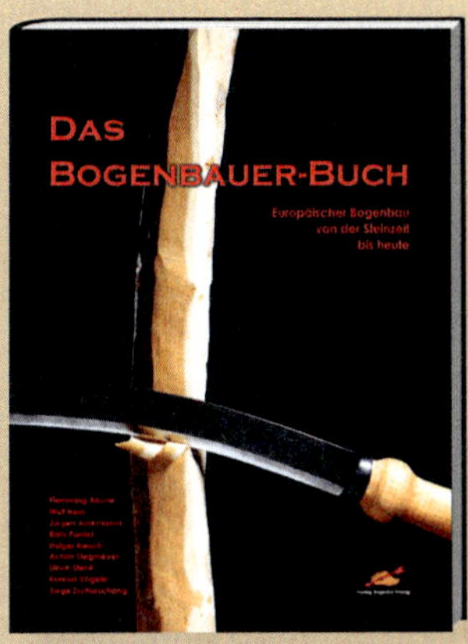

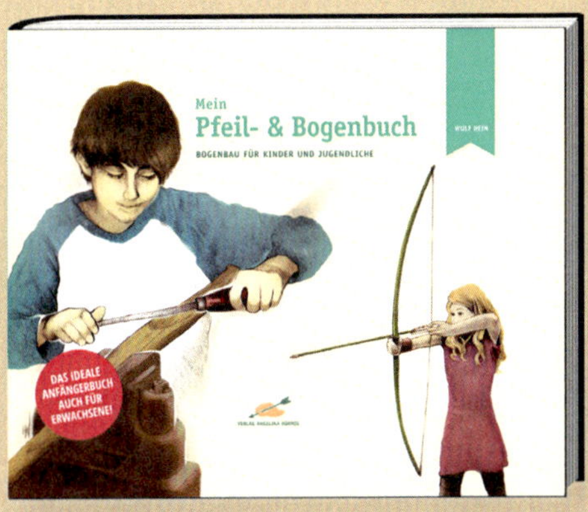

DAS BOGENBAUERBUCH

Europäischer Bogenbau von der Steinzeit bis heute. Anleitungsbuch für verschied. Bogentypen, vom steinzeitlichen bis zum modernen Langbogen.

Bestellnr.: 054 34,80 €

MEIN PFEIL- UND BOGENBUCH

Bau eines einfachen Flitzebogens und eines echten Steinzeit-Bogens, sehr liebevoll und ausführlich bebildert und beschrieben.
Ideal nicht nur für Kinder.

Bestellnr.: 038 39,80 €

www.bogenschiessen.shop

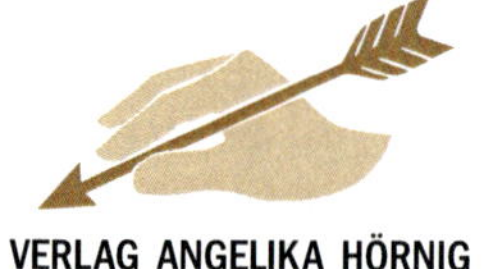

VERLAG ANGELIKA HÖRNIG